뇌사란 무엇인가?

기본적인 이해를 돕기 위하여

다케우치 가즈오 지음
손영수 옮김

전파과학사

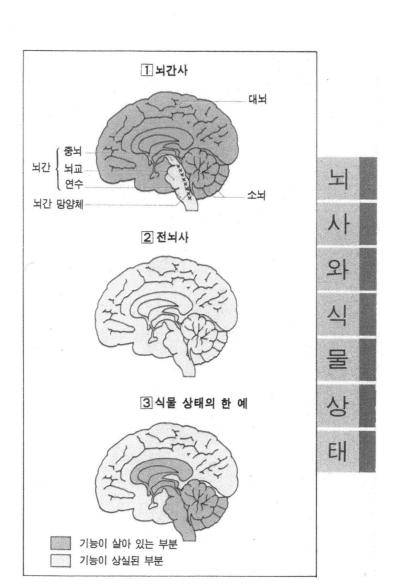

① **뇌간사**

대뇌

뇌간 { 중뇌
뇌교
연수

뇌간 망양체

소뇌

② **전뇌사**

③ **식물 상태의 한 예**

⬛ 기능이 살아 있는 부분
⬜ 기능이 상실된 부분

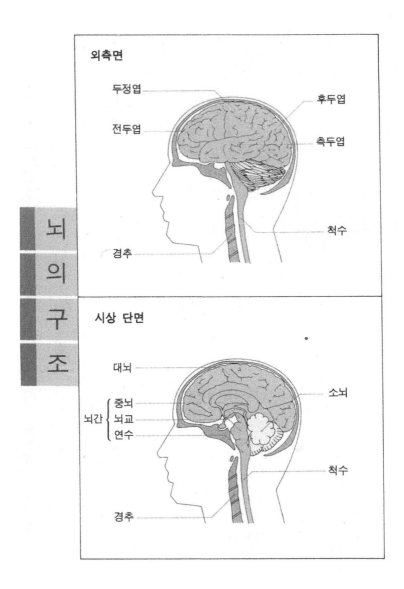

뇌의 구조

외측면

- 두정엽
- 전두엽
- 후두엽
- 측두엽
- 척수
- 경추

시상 단면

- 대뇌
- 뇌간 { 중뇌 / 뇌교 / 연수 }
- 소뇌
- 척수
- 경추

머리말

해외나 일본에서 심장 이식이 처음으로 행해진 것은 지금부터 10년 전이었다. 이와 같은 의학 역사상의 특필할 만한 뉴스는 일반인에게도 큰 충격을 안겨주었다. 그리고 동시에 많은 사람들은 뇌사(腦死) 개념이라고 하는 불가사의한 문제에도 처음으로 접하게 되었다. 내 기억에 의하면 일본에서는 이미 꽤나 심도 있는 논의가 신문이나 텔레비전을 시끄럽게 만들고 있었다.

그 후 약 10년 동안 일본에서는 전혀 심장 수술이 이루어지지 않았고, 어느 틈엔가 뇌사라는 화제도 사라지고 말았다. 그러나 최근 몇 해 사이에 뇌사가 다시 다루어지기 시작하고, 전보다 더 사람들의 주목을 끌게 되었다. 말하자면 이 풍조는 아마도 해외의 이식의학(移植醫學)의 진보와 더불어 일본에서도 그 영역의 진흥(振興)을 바라는 소리가 커진 결과일 것이다.

나는 2차 세계대전 후에 의사가 되었고 당시 일본에서는 서양의 여러 나라보다 훨씬 뒤쳐지고 있던 뇌신경외과를 전공하게 되었다. 그리하여 현재까지 약 40년 간 많은 증상(症狀)을 접하고 전력을 다하여 진찰에 종사해 왔다. 그러나 돌이켜보면 우리 힘이 미치지 못하는 사례가 얼마나 많았을까? 뇌를 중심으로 하는 신경계에 관해서는 아직도 해결되지 못한 문제가 많이 남아 있고, 치명적인 병태(病態)는 커녕 일단 기능을 상실한 한 가닥의 신경 기능을 복원하는 일조차 쉽지 않다. 그러나 현재도 매일 임상(臨床)에 힘을 쏟고 있을 수 있는 것은 새로운 현상, 어려운 판단, 미해결의 수수께끼에 접하는 일이 너무나 많기 때문이 아닐까?

자신을 결코 뇌사의 연구자라고는 생각하지 않는다. 오히려 의사가 된 지 40년 간 오로지 외곬으로 뇌장해(腦障害) 증상의 예를 어떻게든지 찾아보려고, 바꿔 말하면 담당 환자를 한사람이라도 뇌사 상태나 식물 상태에 빠지지 않도록 힘써 온 한 뇌신경 의사에 지나지 않는다. 다만 언젠가는 뇌사에 관한 전문 학술서를 써 보고 싶어서 여러 가지 준비를 해 온 것은 사실이다. 그러나 최근의 뇌사에 관한 논의를 보거나 듣거나 할 때, 그보다 먼저 알기 쉬운 뇌사에 관한 계몽서가 필요하다는 것을 깨달았다.

뇌사에 관한 일본의 현상은 오해와 편견이 판을 치고 있다고 해도 지나친 말이 아닐 것이다. 진짜 전문의들 사이에는 올바른 지식이 있고, 특히 본질적인 문제에 대해서는 논쟁의 씨앗이 될 만한 것은 찾아볼 수 없다. 하지만 '전문가'를 비롯하여, 전문 외의 의사는 물론 일반인들 사이에는 아직도 놀라운 발언이 끊이지 않고 있다. 때로는 거꾸로 비전문가의 말에 근거를 두고 있는 의사조차 볼 수 있다. 신문의 투서란 따위를 읽어보면 눈을 본 적도 없는 사람이 스키를 논하고 있는 듯한 모습을 상상하게 하는 것이 있다.

글자 그대로 없는 틈을 쪼개어 쓴 이 책은 한 뇌신경외과 의사가 40년간의 경험을 바탕으로 알기 쉽게 쓴 뇌사의 해설서라고 받아들여 주기를 바란다. 임상 의사의 한 사람으로서 한 분야인 이식 의학이 더욱더 진보하고, 그것에 의해 구제될 환자가 한 사람이라도 많기를 빌고 있다. 그러나 이식 수술에는 아무래도 장기(臟器) 제공이 필요하고, 그러기 위해서는 뇌사의 상태로써 개체의 죽음이라고 하는 사고방식이 받아들여지지 않으면 안 된다. 다만 뇌사 상태를 어떻게 생각하느냐는 것은 사회의 문제이며, 또 최종적으로는 개인의 문제이기도 할 것이다. 그 경우 뇌사에 대한 이해가 불충분하다면 결코 올바른 판단을 내일 수가 없지 않을까?

흔히 뇌사의 가장 올바르게 이해하고 있는 사람은 그 환자의 가족이라고 말한다. 나도 일상적으로 많은 가족과 접하고 그럴 때마다 충분한 이해가 얻어지고 있다고 생각하고 있다. 그러나 직접적으로 관계가 없는 제3자에 대해서는 이 정도의 해설이나 기술로써 충분히 이해될 수 있을지 모르겠다. 그런 의미에서 시종 편집자로서 또 독자로서 협력을 아끼지 않으신 고단샤(講談社) 과학도서 출판부의 고에다 씨, 이타아 씨 두 분에게 깊은 감사의 뜻을 표한다.

다케우치 가즈오

차례

머리말   5

1장 사람의 죽음과 뇌의 죽음 ················· 13

할아버지는 주무시는 거야?   14

죽음이라는 현상은 없다?   15

개체의 죽음과 장기의 죽음, 세포의 죽음   17

살아 있는 신체에 죽은 뇌   18

뇌사는 반드시 개체의 죽음으로 이어진다   20

뇌사란 뇌 전체의 죽음   22

뇌사에 대한 오해   23

2장 뇌사는 어떻게 해서 발생하는가? ··········· 27

1차성 뇌장해와 아치성 장해   28

뇌사로 가는 과정   30

뇌사로의 진행을 저지할 수 있는가?   33

뇌세포는 자기융해를 일으킨다   39

3장 뇌사 상태의 뇌는 어떻게 되는가? ··········· 41

자기융해를 하는 뇌   42

뇌의 단백질이 변성한다   45

뇌사 상태에서도 척수는 살아 있다   49

4장 지금 왜 뇌사가 문제인가? ……………………………… 51

심장 이식의 충격　52

뇌사 상태에 대한 관심　53

장기 이식과 뇌사　56

뇌사의 판정법을 둘러싸고　57

5장 뇌사는 어느 정도로 발생하는가? ……………………… 63

전체 사망자는 1% 이하?　64

뇌혈관 장해에서 높은 발생률　65

50대에 많고, 남자에게 많다　66

조사 대상에 따라 달라지는 원인 질환　68

뇌사로부터 심정지까지의 기간　70

전향성 조사와 후향성 조사　72

6장 뇌사를 어떻게 판정하는가? ……………………………… 75

왜 판정 기준이 필요한가?　76

이상적인 판정 기준의 조건이란?　77

뇌사 판정의 대상　79

아이와 약물 중독은 판정 대상에서 제외　81

자발 호흡이 있는가?(생명 징후)　83

뇌가 죽으면 반응하지 않는다(신경 증상)　86

빼놓을 수 없는 뇌파 검사(보조 검사)　91

기준 이외의 실마리—그 밖의 보조 검사　96

주의에 주의를 거듭하라　100

판정자는 두 사람 이상의 의사　103

7장 나라에 따라 다른 판정기준의 차이 ·················· 105

　　세계적인 통일 기준은 없다　106

　　죽음의 개념에까지 들어선 미국의 판정 기준　106

　　장기 이식 때는 재확인을—캐나다의 기준　108

　　뇌간사를 토대로 하는 영국의 기준　110

　　그 밖의 나라의 판정 기준　111

8장 소생술에는 한계가 있는가? ···························· 115

　　진보하는 소생술　116

　　분초를 다투는 소생술　117

　　소생술의 효과와 한계　118

　　절박 뇌사가 한계　119

　　소생술의 내용　122

　　뇌사 상태에서 소생술의 적용　125

　　어떤 경우에 소생술이 성공했는가?　127

9장 뇌사와 개체사를 생각해 보자 ························· 131

　　아이티에서의 사건　132

　　죽음의 용인을 거절하는 가족　133

　　의사에게 맡겨져 왔던 죽음의 판정　134

　　의학적 판단과 사회적 인지　135

　　장래 죽음의 판정　136

　　법의학상의 문제점　137

10장 뇌사와 식물인간은 어떻게 다른가? ···························· 141

카렌 사건   142

인공호흡기를 제거하고도 9년   145

식물 상태란?   147

각성과 수면의 리듬은 있다   149

뇌의 어디가 장해를 받았는가?   152

회복할 가망은 없는가?   154

뇌사보다 중대한 사회 문제   156

끝맺으면서   159

1장
사람의 죽음과 뇌의 죽음

할아버지는 주무시는 거야?

아이들은 생물의 죽음을 어떻게 인식하는 것일까? 아주 어릴 적에는 나비나 잠자리를 힘껏 움켜쥐어 죽여 버려도 단순히 움직이지 않게 되었다고 느끼고, 움직이고 있었을 때에 가졌던 흥미를 잃어버릴 뿐이다. 그것은 자기와 가까운 사람의 죽음에서도 다를 바가 없다. 자신을 귀여워해 주시던 할아버지나 할머니가 돌아가셨을 때도 "할아버지는 주무시는 거야?"하고 이상한 표정을 짓는 것이 보통이다. 주의의 어른들로부터 "할아버지는 돌아가신 거야. 이젠 귀여워해 주지도 못해……"라는 말을 듣고는 어른들이 하듯이 두 손을 모으거나, 이상한 분위기에 짓눌려 울거나 할지 모르지만 인간의 '죽음'을 이해했다고는 말할 수 없다.

조금더 자란 뒤에 귀여워하던 개나 고양이의 죽음을 마주하게 된다. 힘차게 돌아다니던 애견이 움직이지 않고 손을 대 보니 얼음처럼 차갑다. 잠을 자느라고 움직이지 않던 때도 깨어나면 곧잘 친구가 되어 주었는 데, 이번에는 영영 깨어나질 않는다. 아무래도 자고 있는 것과는 다른 것 같다. 이젠 함께 놀지 못한다고 생각하면 슬퍼진다. 이렇게 '죽음'이라는 것을 차츰 알게 된다. 그리고 모든 생물에는 생명이 있다는 것을 배우게 되는데, 그 삶과 죽음이 실감되는 것은 동물뿐이고 식물은 본래 움직이지 않기 때문에 언제 죽었는지조차도 분명하지 않다. 게다가 기르고 있던 금붕어나 잉어가 죽었을 때는 다르다고 하더라도, 낚시를 갔을 때는 물고기가 죽어도 특별한 감정은 일어나지 않는다. "생물의 죽음이란, 뭔가 이상하구나……" 하는 것이 거짓 없는 소감일 것이다. 그러나 전구가 끊어지거나, 자동차가 움직이지 않거나, 텔레비전이 나오지 않는 것을 보고 있는 동안 형체가 있는 모든 것에는 수명이 있고, 그것이 끝나는 것도 불가피한 일이라는 것을 자연히 알게 되는 것도 확실하다. 때로는 수명이 다하기 전에 못쓰게 되는 경우도 있어 그것이 생물이라면 병이라는 것도 알게 되는 것이 아닐까?

이 경우의 아이들이 품는 마음은 우리가 인간의 죽음을 생각할 때에도 하나의 출발점이 될 것이다. 죽은 신체는 본래로 돌아가지 않으면 마침내 뼈만 남아 버린다. 그러나 그것을 이해하면서도 '인간'은 죽으면 어떻게 될까 하는 의문이 남는다. 사랑하는 사람이 이 세상에서 없어진다고는 생각하고 싶지 않다. 또 생각하고, 괴로워하고, 사랑하는 자기 자신이 '무(無)'가 되어 버린다는 따위는 도저히 견딜 수가 없다……. 여기에서부터 '영혼'의 존재가 태어나고, 죽음의 표현으로서 '하늘에 오른다', '귀적(鬼籍)에 들어간다'는 등의 말이 사용되고 있다.

죽음이라는 현상은 없다?

이 파악하기 어려운 '죽음'에 대해 죽음을 객관적으로 보아야 할 의학계에서도 그다지 명확한 정의가 없다. 오히려 죽음이라고 하는 현상은 없으며, 현실로 존재하는 것은 생명현상뿐이다라고 하는 사고가 있다. '죽음'이란 생명이 없어진다는 것을 나타내는 말에 지나지 않는다고 한다. 자연과학적으로 보아 모든 생명 현상에는 반드시 끝이 있고, 우리 인류도 그 기원 이래 삶의 종말에 죽음이 찾아온다는 사실의 되풀이로부터 죽음을 숙명으로 받아들여 왔던 것이다.

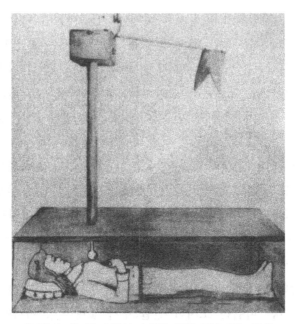

〈그림 1-1〉 관 속에서 소생한 것을 알려 주는 장치

그렇다면 무엇으로써 구체적으로 생명의 종언, 즉 죽음을 판정해 왔을까?

예로부터 아주 일반적으로 '숨을 거두다', '맥이 잡히지 않는다', '차가와진다'고 하는 표현이 있다. 의학적으로도 기본적으로는 이 표현을 뒷받침하는 형태로써 죽음을 판정해 왔다. 호흡 정지, 심박(心拍) 정지, 동공산대(瞳孔散大)-대광반사소실(對光反射消失)의 세 가지, 이른바 '죽음의 세 징후'가 그 판정 기준이다.

호흡 정지, 즉 폐의 기능 정지는 '숨을 거두다'는 것에서부터 그리고 심박 정지, 즉 심장의 기능 정지는 '맥이 집히지 않는다'는 것으로 쉽게 또는 얼핏 보기에도 확실히 판정할 수 있다. 또 '차가와진다'고 하는 것은 뇌의 체온 중추의 기능 정지 상태를 나타내며, 또 신체의 신진 대사의 정지를 가리키는 것이다.

　마지막의 동공산대-대광반사소실은 글자 그대로 눈의 동공(눈동자)이 열려져 빛을 쬐어도 수축하지 않은 상태이다. 임종에 즈음하여 의사가 소형 라이트를 환자의 눈에 대어 확인하고 있는 광경을 본 사람도 많을 것이다. 대표적인 뇌간반사(腦幹反射, 6-6 후반부 참조)가 없어져 버렸다는 것을 가리키는 유력한 실마리로 중요한 뇌의 기능이 활동을 정지했다는 것을 나타내고 있다.

　법률상의 사망 시각은 이 세 가지 징후를 바탕으로 의사가 판정을 내리고 있지만 아주 드물게는 일단 정지한 심장 박동이나 자발호흡(自發呼吸)이 재개되는 일도 있으므로 사후 24시간 이내의 매장이나 화장은 법률로 금지되어 있다. 상상하기조차 무서운 '산 사람의 매장'을 방지하기 위해서다. 하지만 이 규칙은 단지 소생하는 일만 생각하고서 만들어진 것은 아니었을 것이다.

개체의 죽음과 장기의 죽음, 세포의 죽음

　사망한 남자의 시체를 관 속에 모시기 전에 수염을 깨끗이 깎았는데도 막상 출관을 하려하니 수염이 자라나 있는 일이 흔히 있다. 개체로서의 사람은 죽었다고 하더라도 그것은 전신이 모두 세포의 수준에서 죽었다는 것을 의미하는 것은 아니다. 거꾸로 말하면 살아 있는 사람의 몸에도 이미 죽어버린 세포가 존재한다는 것이다. 또 시체로부터 끄집어낸 신장을 이식해도 새로운 몸에 살아 붙어서 훌륭하게 기능을 수행한다. 이와 같이 죽음이 선고된 후에도 상당히 오랫동안 계속하여 살아가는 장기 또는 세포가 존재하고 있다.

어떤 사람이 죽은 후 그 신장이 다른 사람에게 이식된 경우, 그 신장을 물려받은 사람이 살아 있는 동안 이미 죽은 사람의 신장은 계속하여 살아 있는 것이 된다. 또 암 실험, 연구에 널리 사용되고 있는 암세포 계통에 '헬라 세포(Hela 細胞)'가 있다. 이것은 자궁경부암(子宮經部癌)으로 사망한 미국의 여성 H. 루커스의 몸에서 추출한 암세포를 배양액 속에 살려 놓은 것이다. 루커스가 죽은 것이 1951년이므로 그녀가 사망한지 벌써 39년이나 그녀의 신체의 일부는 살아있다는 것이 된다.

그러고 보면 생물학적으로 보아 개체의 죽음, 장기의 죽음 그리고 세포의 죽음을 같은 척도로써 생각하기는 어렵다. 오히려 경우에 따라서는 각각의 수준에서 나누어 생각하는 편이 합리적일 수도 있다. 그러나 개체의 죽음이 생물학적인 죽음일 뿐만 아니라 사회적인 의미를 갖는 인간의 죽음이라고 판정하는데 세포 수준이나 장기 수준의 죽음까지를 생각한다면 너무 복잡해져서 사회가 혼란을 일으키고 말 것이다. 지금까지 '개체의 죽음'이 사람의 죽음을 판정하는 기초로 되어 온 것은 당연하다고 할 수 있다. 그러나 오랜 세월 동안 언제부터인지, 죽음에 대해 인정되어 온 이런 생각이 의학의 진보에 의해 다시 고려되어야 할 처지에 놓여졌다.

살아 있는 신체에 죽은 뇌

호흡은 폐에서 이루어지는데 그 기능을 조절하고 있는 것은 뇌(의 일부인 뇌간)의 호흡중추(呼吸中樞)이다. 그러므로 폐 자체에는 아무런 장해가 없더라도 뇌의 호흡 중추가 일을 당하게 되면 금방 호흡도 멎어 버린다. 그러나 인공호흡 장치가 보급

됨에 따라 뇌의 활동이 정지되더라도 호흡을 지속시킬 수 있게 되었다. 소아마비에 걸려 자기 힘으로는 호흡을 할 수 없게 된 사람이 오랜 세월 동안 철폐(鐵肺)에 들어가 있는 것을 보더라도 기계의 힘을 새삼 인식할 수 있을 것이다. 물론 뇌에는 호흡 중추 말고도 많은 중요한 중추가 있어, 뇌좌상(腦挫傷)이나 뇌출혈 등에서는 증세가 무거워지면 뇌의 모든 기능이 상실되는 일도 흔하다.

그러나 설사 뇌라고 하는 인간에게 가장 중요한 장기는 죽더라도 인공호흡을 비롯한 각종 생명 유지 수단(소생법)을 응용하면 심장은 멎는 일이 없다. 이런 의미에서 개체의 생명이 계속하여 살아갈 수 있는 상황이 나타나기 시작한 것이다. 의식의 중추이기도 한 뇌가 죽었기 때문에 의식은 물론 없고, 이전의 죽음의 세 가지 징후의 하나인 동공 산대-대광 반사 소실을 나타내고 있다. 그러나 인공호흡 장치의 활동으로 심장이나 폐는 움직이고 있으므로 숨이 끊어지지도 않고 맥도 집히며 신체도 그다지 차가워지지 않는다. 이것이 이 책의 테마인 '뇌사' 상태이다. 이와 같은 상태는 도대체 살아 있다고 해야 할 것인지, 죽었다고 생각해야 할 것인지?

이 상태를 표현하는 데에 다음과 같은 말이 있다. 즉 '살아 있는 신체에 죽은 뇌(A Dead Brain in a Living Body)', '맥이 집히는 시체(Corpses with a Good Volume Pulse)'라는 말이 그것이다.

매우 알기 쉬운 표현이기는 하지만 한 쪽은 '살아 있는 신체'라는 말로써 개체의 삶을, 다른 쪽은 '시체'라는 말로써 개체의 죽음을 강조하여 같은 뇌사를 완전히 상반되는 형태로 파악하고 있는 점에 주의하기 바란다. 전자의 입장을 취하면 뇌사는 어디까지나 뇌사 상태(Brain Death State), 뇌사 증후군(腦死症候群, Brain Death Syndrome)으로 부르는 사람도 있다.

개체 수준, 또는 장기 수준이라는 입장에서 생각하면 뇌사는 '뇌라고 하는 장기의 죽음'에 지나지 않는다. 심장이나 폐의 정지도 같은 입장에서 생각하면 심장, 폐라고 하는 장기의 죽음 또는 기능 정지에 지나지 않는다고도 할 수 있다. 하기야 여러 가지 의미에서 뇌를 다른 여러 장기와 동격으로 다룬다는 것은 나로서는 그다지 적당한 일이 못된다고 생각하고 있지만, 다만 지금까지는 심장의 죽음, 폐의 죽음은 단시간 동안에 개체의 죽음으로 이어지기 때문에 사람의 죽음으로서 아무도 그 판정을 의심하지 않았었다고 말할 수 있다. 그러나 뇌사에서는 설사 뇌 전체의 기능이 정지하더라도 인공호흡, 그 밖의 소생술을 사용하면 적어도 당분간은 호흡 정지는 물론 심장 정지 나아가서는 종전의 개념에 의한 개체의 죽음을 모면할 수 있다.

여기에 뇌사가 클로즈업되어 온 이유가 있다. 이와 같이 뇌사로부터 심정지(종전의 개념에 의한 개체의 죽음)에 이르기까지 시간적 지연이 있는 것은 근대 의학의 발달로 인공호흡기 등의 소생술이 널리 응용되게 되었기 때문이다. 그 때문에 뇌사는 근대 의학의 사생아라고까지 말하고 있다.

뇌사는 반드시 개체의 죽음으로 이어진다

뇌라고 하는 생명 유지 기능을 지니는 중요한 장기가 죽더라도, 인공호흡 등의 도움으로 얼마 동안은 심박동을 계속시킬 수가 있다. 그러나 이 상태의 유지는 어디까지나 '얼마 동안'이지 영구는 아니다. 아무리 인공호흡으로 폐나 심장을 활동하게 하려 해도, 멀지 않아 반드시 심장이 멎고 개체의 죽음이 찾아온다. 즉 일단 뇌사 상태에 빠지면 절대로 소생하지 않는다. 이 뇌사로부터 심정지까지의 시간은 기껏 1~2주간이고, 길어야 1개월이라는 것이 현재의 실정이다.

이렇게 보면 뇌사는 개체의 죽음 전단계의 하나라고도 생각된다. 뒤집어 말하면 뇌사 상태라는 판정을 내린 다음 만약 소생하는 일이 있으면 그것은 '뇌사라고 하는 판정'이 틀린 것이 된다. 이것은 앞으로 의학이 아무리 진보하더라도 바뀔 수 없는 정리이다.

혈압이 높아 뇌출혈을 일으키거나 교통사고로 머리를 강타하여 뇌의 기능이 전부 정지된 환자가 있다고 하자. 수용된 구급병원에서 인공호흡기 등 최신 소생술에 의해 심장, 폐의 기능이 당장은 유지되고 있다. 의사는 이미 '뇌사'라고 판단하여 개체로서는 소생하지 못한다고 판단하고 있으나, '가능한 한 치료를……'하는 가족의 요청에 따라서 계속하여 모든 수단을 강구한다. 그러나 노력한 보람도 없이 이윽고 심장도 멎는다. 이와 같은 경우는 결과적으로 뇌사의 판단이 옳았다는 것이 증명된다.

그러나 환자의 맥이 뛰고 있는 동안에 의사의 뇌사라는 진단을 듣고 아무래도 살아나지 못한다면, 이 이상 무리하게 연명시키지 않기를 가족이 원해서 적극적인 소생술이 중단되었을 경우에는 엄밀하게 말해 뇌사 판정의 정확성은 결과에 의해서는 증명할 수가 없다. 또 장기 이식을 목적으로 뇌사 상태에서 한쪽 신장이라면 몰라도, 심장을 끄집어내는 경우 만약 뇌사의 판정이 틀린 것이라고 하면 심장 적출 행위는 분명히 살인 행위로 되어 버린다. 이와 같은 경우에는 심정지 전, 즉 종전의 개체 죽음 이전의 뇌사 판정이 만에 하나도 틀리지 않는 100%로 정확하지 않으면 안 되는 것은 당연한 일이다.

뇌사 상태는 앞에서 말했듯이 '살아 있는 신체에 죽은 뇌'라고도 할 수 있는 상태이다. 따라서 이 단계에서는 비교적 신선한 신장이나 심장 등의 장기를 끄집어내어 이것들을 필요로 하고 있는 다른 개체(환자)에게 이식할 수 있다면 시체로부터 장기를 이식할 때보다 성공률이 높은 것은 틀림없다. 그러나 그것에는 뇌사 판정의 절대성이라고 하는 의학, 생물학상의 정확성과 그것을 개체의 죽음과 동일하게 인정하느냐, 않느냐고 하는 인간 사회의 인식의 문제가 있다.

뇌사란 뇌 전체의 죽음

한마디로 '뇌'라고 말하지만 그 형상이나 기능은 결코 단순하지 않다. 신경 세포가 모여 있는 중추 신경계에는 뇌와 척수가 있다. 등뼈 속에 길게 뻗은 척수 끝이 부풀어서 '뇌간(腦幹)'이 되고, 그 위를 커다란 '대뇌'가 덮고, 뇌간 뒤쪽에는 '소뇌'가 있다. 이 모양은 골프채를 거꾸로 한 것에다 비유할 수 있다. 그 각각의 위치적 관계에 대해서는 책머리에 실은 그림으로 알 수 있을 것이라고 생각하지만, 아주 대체적으로 말하면 뇌간은 기본적인 생명 활동을 컨트롤하는 뇌로, 호흡이나 혈액 순환 등 살아가는 데에 필수적인 기능은 여기에서 유지되고 있다. 소뇌는 신체의 운동이나 행동을 미세하게 조정하고, 평형감각을 유지하여 원활한 운동이 가능하도록 기능하고 있다.

인간에게서 특히 크게 발달한 대뇌는 크게 두 가지로 나눠진다. 하나는 동물에 공통으로 있는 말하자면 낡은 대뇌로서 식욕, 성욕과 같은 원시적인 본능과 감정을 관장하고 있다. 또 하나는 인간에게서 특히 발달한 대뇌의 바깥쪽 부분(대뇌 피질이라고 한다)으로 인간 특유의 고도한 운동, 지각, 정신 활동의 "장(場)"으로 되어 있다.

그렇다면 뇌사란 기능이 다른 뇌의 각 부분이 어떤 상태로 된 것을 가리킬까? 한마디로 대답하면 '뇌사란 뇌의 모든 부분이 죽은 상태'를 말한다. 이것을 의학적으로는 '모든 뇌수(대뇌뿐만 아니라 소뇌, 뇌간을 포함)의 불가역적인(본래로 되돌아 갈 수 없는)기능 상실 상태'(일본 뇌파학회 뇌사위원회, 1968) 또는 '뇌사란 대뇌, 소뇌, 뇌간, 제1경수(經髓)까지 포함한 모든 뇌수 기능이 불가역적인 정지 상태이다……'(제8회 국제 뇌파학회, 1973)라고 표현하고 있다.

일본, 미국, 캐나다, 독일, 북유럽 등도 이 '뇌사는 전뇌사(全腦死)'라고 하는 개념을 사용하고 있는데, 영국에서는 뇌간이 죽은 상태, 즉 뇌간사(腦幹死)를 뇌사라고 하는 생각이 주류로 되어 있다. 전뇌사와 뇌간사는 뇌장해 부위와 병태도 다르고 상당히 뉘앙스가 틀리지만, 생명 활동의 근본이 되는 뇌의 기능이 상실되어 결코 본디로는 돌아가지 않는다는 점에서는 같은 것이라고 생각되고 있다(책머리 그림과 6-6 중후반부 참조).

뇌사에 대한 오해

그런데 일반인들이 뇌사와 자주 혼동하는 것으로 '식물인간'이 있다. 미국의 카렌 클라인 사건이라고 불리는 일련의 사건에서 주목된 경우처럼, 식물인간도 뇌사와 마찬가지로 뇌에 중대한 장애를 받아 의식이 없는 점은 흡사하다. 그러나 뇌사에서는 자력으로 호흡을 할 수 없고 인공호흡기를 사용하더라도 단기간에 죽어 버리는데 대해 식물 상태에서는 자신이 호흡을 할 수 있고, 충분한 의료와 간호에 의해 몇 달이나 몇 년에 걸쳐 장기간을 계속하여 살아갈 수가 있다. 그리고 근본적인 차이는 식물 상태에서는 생명의 유지에 최저로 필요한 뇌간의 기능이 상실되어 있지 않다는 점이다. 뇌사가 뇌 전체의 장해인 것에 비해, 식물인간은 어디까지나 뇌의 부분적인 장해에 지나지 않는다. 이 뇌사와 식물인간에 대해서는 10장에서 자세히 언급하기로 한다.

또 수술 도중에 갑자기 혈압이 내려가 뇌에 충분한 혈액(산소)이 가지 못하고, 어느 시간 뇌의 활동을 가리키는 신호의 하나인 뇌파가 정지하여 뇌의 기능이 일단 상실된 듯이 보이면서도 생명을 건져 아무런 뇌장해도 남기지 않는 예도 있다. 이것은 외관상으로는 뇌의 기능이 상실되었다고는 하나 어디까지나 가장 뇌파와 관계가 깊은 대뇌 피질의 '가사(假死)'이며(피질사, 皮質死), 모든 뇌기능의 불가역적 정지와는 분명히 다른 것이다.

마지막으로 특히 강조하고 싶은 것은 전 세계에서 사용되고 있는 뇌사의 개념은 어디까지나 임상적인 관점, 즉 실제로 환자의 진료에 종사하는 쪽의 관점에 선 것이지 결코 병리학적인 개념은 아니다. 이것은 임상 의학에 공통되는 일로서, 예를 들면 환자의 자각증상이나 타각증상(他覺症狀) 대신 병리학적 소견이 부족한 일도 많이 있다. 요컨대 뇌사란 뇌의 모든 기능이 불가역적으로 정지된 상태이다. 따라서 병리학적으로 뇌의 모든 세포가 사멸했다는 것을 가리키는 것은 아니다. 때로 뇌사에서는 뇌가 녹아서 질퍽질퍽하게 되어 있다고 말하지만, 뇌사의 초기에는 이와 같은 변화를 뚜렷이 볼 수 없는 일이 많다(2장).

또 최근에 '뇌사 반대'라든가 '뇌사를 인정하지 않는다'는 등의 의견을 듣는 일이 있다. 이것은 아마 뇌사를 개체사로 하는 것에 반대라든가, 그런 생각을 인정하지 않는다는 것을 말하는 것일 것이다. 즉, 이 경우에는 뇌사라고 하는 말을 심장사(心臟死), 즉 심정지에 의한 개체의 사망과 대비시키고 있는 것으로 전뇌 기능의 폐절(廢絶)에 의한 개체의 죽음을 의미하는 것일 것이다. 따라서 익사, 질식사, 복상사(腹上死) 등과 같은 의미를 지니게 된다.

그러나 한편에서는 뇌사란 어디까지나 뇌사 상태, 즉 단지 모든 뇌기능의 폐절 상태만을 의미하는 일이 있다. 오히려 후자쪽이 본래의 해석이다. 처음 영어에서는 Brain Death, 독일어에서는 der Hirntod라고 불리며 세계적으로도 공통적인 표현으로 되어 있는데, 앞에서 말한 것과 같은 혼란을 피하기 위해 '사뇌(死腦)'라는 말을 제창하고 있는 사람도 있다. 어쨌든 간에 이 책에서 말하는 뇌사란 모두 모든 뇌수의 불가역적인 기능 상실 상태라는 뜻이며, 차라리 뇌사 증후군이라고 생각해 주었으면 한다. 우선 용어의 개념을 정리함으로써, 현재 항간에 넘치고 있는 오해와 편견도 꽤나 줄어들지 않을까 하고 생각한다.

2장
뇌사는 어떻게 해서 발생하는가?

1차성 뇌장해와 아치성 장해

뇌의 모든 기능의 정지, 즉 뇌사는 무엇이 원인으로 일어나고, 어떤 과정을 밟을까?

뇌사 원인의 약 90%는 뇌 자체가 직접 어떤 장해를 받은 1차성 뇌장해이다. 그 중에서도 가장 많은 것이 거미막 하출혈이나 고혈압성 뇌출혈 등의 '뇌혈관 장해'이고, 일본의 후생성(厚生省) 연구반의 전국 조사에 의하면 1차성 뇌장해에 의한 뇌사 사례의 70% 이상을 이것이 차지하고 있다. 다음으로 많은 것은 교통사고 등에 의한 '두부 외상'이고, 뇌 자체가 상해를 입는 뇌좌상과 경막하혈종(硬膜下血腫)이 생긴 경우 등이다. 이것이 약 20%이다. 그리고 나머지 10%는 주로 뇌종양으로 특히 뇌의 실질(實質)에 생기는 교아종(膠芽腫)이나 전이성 종양(암) 등 악성 뇌종양이 많다(그림 2-1).

뇌사는 이차적인 뇌장해로도 일어나는데 이것은 뇌사의 예 전체의 8% 정도이다. 심장의 정지나 질식으로 뇌로의 산소 공급이 일시적으로 멎고, 뇌세포가 광범위에 걸쳐 장해를 받은 경우이다. 2차성 장해는 물에 빠졌을 때, 흙, 모래나 눈에 매몰되었을 때, 기관(氣管)에 무엇이 막혔을 때, 또는 인위적으로 목이 죄어졌을 때 등 사고에 의한 경우가 많다. 그러나 일본에서는 앞에서든 1차성 장해가 압도적으로 많다.

신경 세포는 신체의 세포 중 산소 부족에 가장 약하다. 혈류의 정지나 산소 부족에 의한 뇌의 신경 세포로 산소 공급이 5~10분 동안 정지하면, 신경 세포는 치명적인 장해를 받아 다시 본래의 상태로 돌아가지 않는다. 이 때문에 심근경색(心筋梗塞) 등에 의한 심정지나 질식에 의한 뇌 무산소증은 소생술에

뇌사의 원인		인원수	(%) 10 20 30 40 50
1차성 병변	뇌종양	45	6.1
	뇌혈관 장해	475	64.5
	두부 외상	132	17.9
	두개내 염증성 질환	15	2.0
	기타 일차성 뇌장해	7	1.0
	소계	674	91.5
2차성 병변	심정지	18	2.4
	질식	22	3.0
	저체온(쇼크)	2	0.3
	중독	6	0.8
	내분비·대사장해	4	0.5
	기타 이차성 뇌장해	9	1.2
	소계	61	8.2
기타	원인 불명	1	0.1
	합계	736	100.0

〈그림 2-1〉 뇌사의 원인(일본 후생성 연구반, 1984)

의해 설사 일시적으로 심박동이 되돌아오더라도 흔히 뇌사로
이어진다. 그러나 이 경우에도 구급 처치가 신속하고 충분하지
않으면 심박동은 되돌아오지 않는다.

다만 실제로는 1차성 장해에 의한 것인지, 2차성 장해에 의
한 것인지를 구별하기 어려운 경우도 경험한다. 예를 들어 거
미막 하출혈로 쓰러져 혼수상태인 채로 병원으로 운반되는 도
중에 구토를 하여, 토한 것이 기관 안으로 흘러들어 질식 상태
가 되어 병원에 오는 환자 등의 경우가 그러한 예다.

뇌사로 가는 과정

여러 가지 원인으로부터 뇌사에 이르는 과정을 정리하면 〈그
림 2-2〉와 같다. 두부 외상(뇌좌상)이나 뇌혈관 폐색 등의 1차
성 장해와 심장 발작 등에 수반되는 뇌로의 산소 공급의 정지
에서도 뇌로의 혈액 순환이 장해되어(뇌순환 부전), 뇌는 증대한
산소 부족 상태, 즉 뇌무산소증(뇌 Anoxia)에 빠진다. 물론 질
식하면 직접 뇌무산소증이 일어나고 전신의 산소 부족도 일어
난다. 그렇게 되면 뇌의 모세혈관 벽의 투과성이 높아진다. 즉,
뇌혈관의 벽을 통해 뇌 조직으로 물질의 교환이 촉진된다.

본래 뇌의 혈관은 신체의 다른 부분의 혈관과는 달라서 혈관
벽을 통한 물질 교환이 자유롭지 않게 되어 이다. 알기 쉽게
말하면 혈액 속에서 뇌 활동에 없어서는 안 되는 것만을 통과
시키고 뇌에 해로운 물질이나 약물은 통과시키지 않는 구조를
가졌으며 중요한 신경 세포를 그들의 영향으로부터 보호하고
있다. 이것을 '혈액 뇌관문(血液腦關門)'이라고 한다. 혈관의 투과
성이 높아지는 것은 이 혈액 뇌관문이라고 하는 뇌를 보호하는

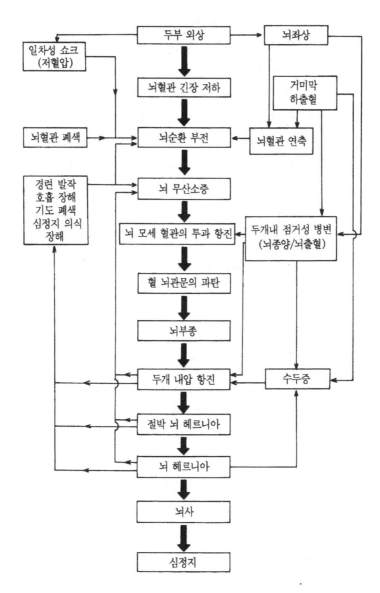

〈그림 2-2〉 여러 가지 원인으로부터 뇌사에 이르는 과정

중요한 관문의 방위 기능이 저하되는 것을 의미한다. 그리고 혈관으로부터 혈액 속의 액체 성분이 바깥으로 스며나가고 뇌 조직이 부어오르게 된다.

이것이 이른바 '뇌부종(腦浮腫)'이라는 상태이며, 뇌 조직이 부풀어 용적이 커진다. 그 결과, 일정한 용적밖에 없는 두개공의 내압이 급격히 올라간다. 즉, 이것이 두개내압(頭蓋內壓, 뇌압) 항진이라 불리는 상태이다. 또 뇌종양이나 뇌출혈 등은 그것만으로도 두개내압의 항진 상태를 가져오는 일이 있다. 이것은 뇌 이외에 여분의 용적이 두개공 안에 새로이 발생하기 때문이다. 내압의 항진 상태는 증상의 사례에 따라 다르지만, 어떤 뇌출혈의 예에서는 처음 10mmHg로 올라가 뇌사 상태에 빠졌다.

두개내압이 갑자기 높아지면 연한 뇌의 일부가 그 압력으로 아주 작은 틈새로 밀려 나온다. 이것을 '뇌 헤르니아' 또는 '뇌 감입(腦嵌入)'이라고 한다. 뇌는 단단한 두개로 덮여 있는데, 두개 내부는 다시 몇 개의 구획으로 나눠지고 거기에 뇌의 조직이 수용되어 있다. 부종에 의해 뇌의 용적이 불어나고 내압이 높아지면, 정상 위치로부터 내압이 낮은 쪽으로 향해 아주 작은 틈새를 통과하여 비어져 나오려고 한다.

뇌 헤르니아가 일어나 그대로 상태가 오래 계속되면 뇌의 일부, 혈관, 신경, 뇌실, 수액강(樹液腔)이 세게 압박된다. 또 뇌간에 있는 생명 유지에 없어서는 안 되는 의식, 호흡, 순환 등을 지배하는 중추 기능이 장해를 받아 혼수에 빠져 자발 호흡이 정지된다. 이 뇌압 항진이나 뇌 헤르니아에 의해 뇌 순환 부전, 뇌 무산소증이 촉진되는 악순환이 일어나는 것도 중요하다. 결국 뇌 순환도 완전히 정지하여 뇌사 상태가 된다.

이것이 기본적인 뇌사에 이르는 과정이다. 일단 뇌사에 이르면 인공호흡기 등으로 호흡을 유지할 수는 있어도 뇌는 소생하지 않으며, 이윽고 심장이 정지하여 종전의 개체의 죽음으로 이어지는 것이다.

뇌사로의 진행을 저지할 수 있는가?

1차성 장해이든 2차성 장해이든 어떤 원인으로부터 뇌사에 이르기까지에는 통상 여러 단계가 있으며, 한걸음에 바로 뇌사 상태가 되는 것은 아니다. 물론 현장 의사들은 환자의 뇌장해에 대해 전력을 다하여 치료를 하며, 어떻게든지 뇌사로의 진행을 도중에서 저지하려고 온갖 노력을 거듭하고 있다. 즉, 무거운 뇌장해에 대한 구급 치료법의 확립이다. 그 중에서 한 성공 사례를 소개하겠다.

뇌종양 때문에 고도의 두개내압의 항진 결과 뇌 헤르니아를 일으킨 예인데, 병실에서 갑자기 호흡이 멎고 의식이 없어져 혼수상태에 빠졌다. 곧 기관내삽관(氣管內插管)에 의한 인공호흡을 시작했지만 동공은 벌어진 채이고 빛에 대한 반사도 자극에 의한 통증에 대한 반응도 없다. 긴급히 기록한 뇌파도 평탄하여 대뇌의 활동이 정지되어 있다는 것을 가리키고 있다.

호흡 정지 후 19분쯤부터 측뇌실(側腦室)에 바늘을 꽂아 수액을 추출하여 두개내압을 내리려고 노력했다. 뇌실의 내압(뇌압)은 처음에는 $460\text{mmH}_2\text{O}$(약 38mmHg)였던 것이, 수액을 $80\text{m}\ell$ 제거하자 $35\text{mmH}_2\text{O}$로 내려가고 뇌파 활동도 부활하기 시작했다. 호흡 정지 후 약 30분, 수액 제거 개시 11분쯤에는 통각, 대광

34

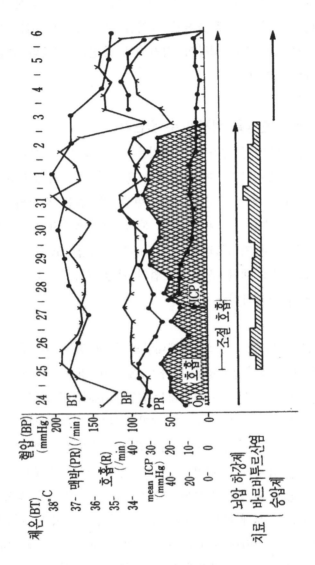

〈그림 2-3〉 거미막 하출혈을 일으킨 환자의 전체 과정 Ⅰ

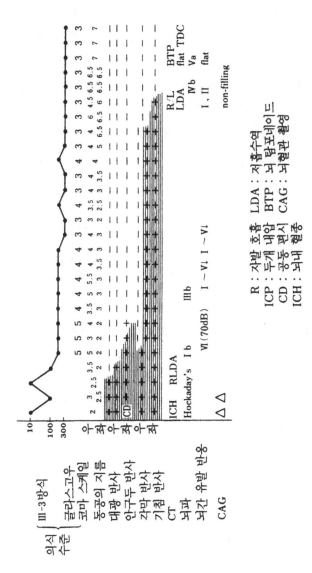

〈그림 2-3〉 거미막 하출혈을 일으킨 환자의 전체 과정 Ⅱ

반사, 자발 호흡이 나타나고, 얼마 후에는 말을 걸면 반응을 나타내는 데까지 회복했다. 뇌파의 소견도 급속히 개선되어 호흡 정지 후 44분에는 정상적인 뇌파를 기록하게 되었다.

이와 같이 설사 뇌 헤르니아에 빠지더라도 뇌의 장해가 비교적 가볍고, 더욱이 두개내압을 20분 이내에서 확실히 내릴 수 있으면, 신경학적으로나 뇌파적으로도 본래로 되돌릴 수 있어 소생시킬 가능성이 높다. 그러나 이들 치료법의 효과는 일정하지 않으며 모든 치료법을 다 해도 뇌사로의 이행을 저지할 수 없는 일도 많다.

다음의 예는 그것의 한두 가지 예이다. 뇌동맥류(雷動脈瘤)의 파열에 의해 거미막 하출혈을 일으킨 예로, 수술에 의해 동맥류를 결박하는 데는 성공했지만, 수술 후의 뇌혈관 연축에 의해 뇌 순환이 장해를 받아 광범위한 뇌경색이 일어나고 말았다. 자발 호흡의 정지와 혈압 강하에 대해 인공호흡을 하고, 온갖 치료법을 다 써 보았지만 각종 뇌간 반사가 차츰 소실하여 뇌사로의 진행을 막지 못했다. 전체 과정에 걸친 생명 징후, 신경 증상, 검사 소견 및 주된 치료법을 정리하면 〈그림 2-3〉과 같다.

뇌사에 빠진 것은 혈압이 갑자기 내려가 호흡이 멎고 마지막까지 남아 있던 기침 반사(咳反射)가 없어진 사흘째인데, 그로부터 심정지까지는 틀림없이 뇌사 상태가 계속되었다.

또 다음의 뇌출혈의 경우, 처음에 10㎜Hg였던 두개내압이 차츰 상승하기 시작하여 뇌압 강하 작용이 있는 고장용액(高張溶液)의 투여에 의해 일시적으로 약간 내려가기는 했지만 끝내 80㎜Hg까지 올라가 버렸다. 그리고 뇌 헤르니아로부터 호흡

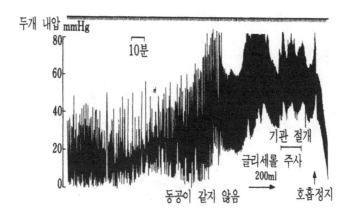

두개 내압 mmHg

80

60

40

20

0

10분

기관 절개

글리세롤 주사
200ml

동공이 같지 않음

호흡정지

〈그림 2-4〉 뇌출혈 환자의 뇌사에 이르는 두개내압의 변동

정지, 뇌사 상태로 빠져 버렸다. 이때 기록된 두개내압을 〈그림
2-4〉에 보였는데, 호흡 정지와 더불어 내압이 급속히 내려가
있는 것을 알 수 있다.

이와 같이 우리는 중증 뇌장해에 대해 근대 의학이 미칠 수
있는 한 치료를 다하고 있다. 그 결과, 옛날이라면 도저히 살지
못했을 중병에도 기적적으로 생명을 건지는 일이 많이 있다.
이 노력은 마치 벼랑에서 굴러 떨어지려는 뇌를 많은 사람들이
밧줄로 끌어올리고 있는 것과 같다(〈그림 2-5〉에 잘 표현되어 있
다). 그러나 한편에서는 힘이 미치지 못하여 골짜기로 굴러 떨
어지는 뇌도 적지 않다. 다만, 의사는 결코 좋아서 뇌를 추락시
키고 있는 것이 아닌 것만은 확실하다. 예를 들어 뇌사 상태의
출현과 가장 관계가 깊은 인공호흡기의 응용에 국한하여 언급
해 보기로 하자.

많은 증상의 예 중에는 호흡이 정지하기 시작하여 기관 내

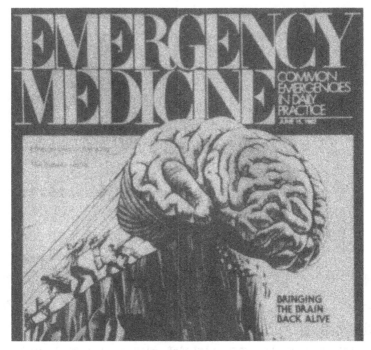

〈그림 2-5〉 빈사 상태의 뇌를 구하려는 노력이 의료팀에 의해서
행하여지고 있다(『EMERGENCY MEDICINE』 1982년 6월
15일호)

삽관(입으로부터 기관으로 관을 삽입하는 것)에 의한 인공호흡
을 시작하는 일도 있다. 그러나 뇌출혈이나 뇌좌상 등의 뇌신
경외과 영역의 질환에서는 의식 장해의 진행과 더불어 혀뿌리
(舌根)가 가라앉고, 기도(氣道)나 구강(口腔) 안의 분비물이 늘며,
자발 호흡이 차츰 미약해지거나 불규칙하게 되는 일이 많다.
즉, 〈그림 2-2〉에 보인 두개내압 항진으로 악순환 회로가 형성
되므로, 이런 경우에는 호흡이 멎기 전에 미리 기도를 확보하
기 위해 기관을 절개하거나 기간 내 삽관에 의해 일찌감치 보

조 호흡을 하는 일이 있다.

이와 같은 예에서는 설사 병상(病床)이 진행하여 처음에는 약하게나마 자발 호흡이 아직 남아있더라도 끝내는 호흡 정지에 빠지는 일이 있다. 이 경우 의료 행위의 일환으로서 하고 있던 인공호흡이 결국은 뇌사 상태를 불러오게 된다. 만일 뇌사를 피하려 한다면 처음부터 인공호흡을 하지 않는 것이 좋겠지만 그런 방침을 취했다고 하면 뇌사 전의 구명 가능성을 알고도 포기해 버리는 것이 된다. 따라서 만일 뇌사의 예를 만들지 않는다고 장담하는 의사가 있다면 의사 본래의 책무를 충분히 다하고 있다고는 말할 수 없다.

뇌세포는 자기융해를 일으킨다

일단 뇌사 상태가 되면 인공호흡으로 호흡을 유지하더라도 뇌 기능은 본래의 상태로는 돌아가지 않고, 따라서 물론 자발 호흡도 회복되지 않으며, 이윽고 개체의 죽음으로 이어지는 것은 어째서일까? 그것은 기능을 상실한 뇌세포가 차츰 '자기융해(自己融解)'를 일으켜 버리기 때문이다. 뇌사에 이르는 과정에는 반드시 뇌 순환의 정지가 있다. 뇌 순환의 정지에 의해 산소의 공급이 완전히 두절되는 결과, 뇌세포 속에서는 산소를 사용하지 않는 대사(代謝)가 진행하여 젖산이 증가하고 세포의 안팎은 강한 산성으로 기울어진다. 이것을 아시도시스(Acidosis, 산성 혈증)라고 한다. 이 아시도시스 때문에 뇌를 형성하는 신경 세포(Neuron), 영양 세포(Glia Cell), 간질 세포(間質細胞)의 효소계가 교란되어 부종이 생긴다. 그리고 시간이 경과함에 따라 자기융해가 시작된다.

자기융해는 세균 감염 등에 의한 외부로부터의 분해 작용이 가해지지 않는데도 글자 그대로 자연으로 세포 또는 조직의 구성 성분이 분해되는 것을 말한다. 모든 세포는 살아 있는 촉매라고 불리는 많은 종류의 세포를 가지며 그 기능에 의해 생명 활동을 영위하고 있다. 이 효소 중에는 세포 자신을 구성하는 성분, 주로 단백질 분해하는 효소도 있다. 정상 상태에서는 이 자기 단백질을 분해하는 효소의 기능은 억제되고 있으나 효소계의 질서가 교란되거나 세포가 죽거나 하면 자꾸 자신의 몸을 분해하기 시작한다.

자기융해가 시작되면 생명의 최소 단위인 세포, 뇌사의 경우는 뇌를 구성하는 세포가 파괴되어 버리기 때문에 절대로 본디로 돌아갈 수 없다. 따라서 뇌사로 판정된 사람이 죽은 후, 해부를 하여 뇌세포의 자기융해가 인정되면 그것은 뇌사의 가장 직접적인 증거가 된다.

현재 뇌사에 특유한 뇌의 육안적 소견으로는 뇌부종, 뇌 헤르니아, 자기융해를 들고 있다. 뇌사로 판정된 사람의 해부 결과에 의하면 이 세 가지 소견은 70~90%로 확인되고 있으나, 한편 그들 육안적 소견이 인정되지 않는 것이 10~30%에 이르고 있다. 물론 뇌사는 임상적인 개념이며, 병리해부(病理解剖)의 소견과 직접 100%의 일치를 요구한다는 것은 반드시 옳은 일은 아니다. 아마도 이와 같은 병리학에서 본, 뇌의 형태학적인 불가역성 변화의 출현과 기능적인 불가역성의 출현에는 시간적인 차가 있을 것이다.

3장
뇌사 상태의 뇌는 어떻게 되는가?

자기융해를 하는 뇌

뇌사 상태가 된 사람의 뇌는 도대체 어떻게 되어 있을까?

흔히 뇌사가 되면 뇌 전체가 질퍽질퍽하게 녹아 버린다고 말하지만, 이것은 2장에서 말한 '자기융해'라고 불리는 것이다. 전형적인 경우는 확실히 이 '자기융해'를 볼 수 있어 매우 인상적이다(그림 3-1). 3장에서는 좀 더 자세히 뇌사 상태에 빠진 뇌에 대해 설명하기로 한다.

그렇다면 살아 있는 사람의 정상적인 뇌는 어떤 상태일까? 흔히 뇌는 두부와 같다는 말을 하지만, 물고기 아귀의 간을 닮았다고 표현하는 편이 실제와 가깝다고 생각한다. 어쨌든 아주 연하고 파괴되기 쉽다. 머리 수술을 할 때 거즈를 대기만 해도 상처가 날 위험이 있다. 더욱이 뇌는 파괴되기 쉬울 뿐만 아니라 출혈하기 쉽고, 또 지혈이 어려운 것도 특징이다. 이것은 뇌에 파괴되기 쉬운 풍부한 무른 혈관이 있기 때문이다.

육체의 눈으로 자기융해를 일으켜 질퍽질퍽하게 된 뇌는 해부로 두개골로부터 추출하는 경우에도 전체의 형상이 변형되어 버린다. 물론 판판한 널빤지 위에 엎어 놓아도 가로로 널찍하게 찌부러질 정도이다. 마치 물에 잘 불린 밀가루 같은 느낌이다.

이와 같이 뇌가 부드러워져서 자기융해를 일으키는 것은 뇌사 상태가 되고 금방은 아니다. 오히려 초기의 뇌의 변화는 의외로 정도가 가볍다(그림 3-2). 뇌사 상태에서는 이미 뇌로의 혈류가 끊어져 버리며, 그 때문에 전뇌경색(前腦梗塞)이라고도 불린다.

뇌의 일부 혈관이 폐색되어 일어나는 뇌경색(뇌 연화증)은 일상에도 흔히 경험되지만 이 경우에도 발증 후, 초기에는 컴퓨

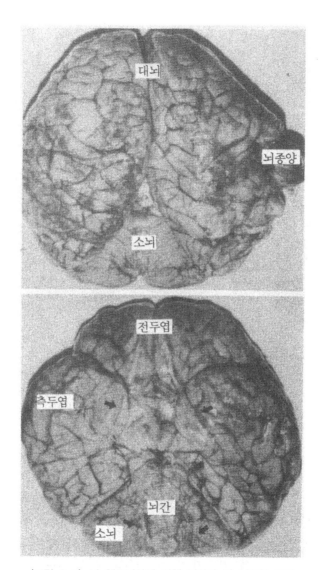

〈그림 3-1〉 뇌 헤르니아에 의해 뇌사가 된 뇌종양 증상
의 뇌. 뇌부종이 두드러져 있다. 그러나 자
기융해는 그다지 심하지 않다(화살표는 뇌 헤
르니아를 일으킨 부분)

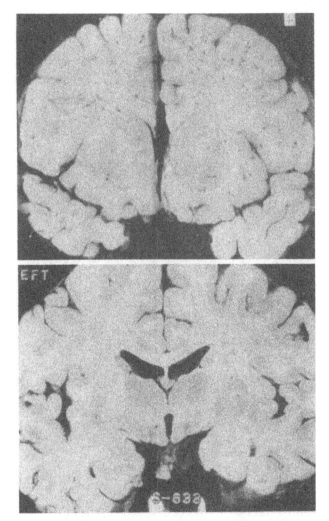

〈그림 3-2〉 질식에 의해 뇌사로 된 증상의 뇌(상)와 정상으로
　　　　　생각되는 뇌(하). 위는 1차성 뇌병변은 없고, 2차
　　　　　성으로 일어난 뇌부종이 두드러진다. 아래의 정상
　　　　　뇌와 대비하면 뇌구(腦溝), 뇌실이 거의 찌부러져
　　　　　있는 것을 알 수 있다. 또 무수한 점모양의 출혈
　　　　　을 볼 수 있다(이것은 뇌를 잘라서 보인 면)

터 토모그래피(Computer Tomography, 컴퓨터 단층 촬영술, CT)에서 그다지 두드러진 소견을 볼 수 없는 일이 흔하다. 며칠 후에 겨우 연화소(軟化巢)가 나타난다. 뇌경색의 연화소는 후에 공동화(空洞化)해 버린다. 그것은 자기용해로 생긴 산물이 깨끗이 씻겨 나가 버리기 때문이다. 한편, 뇌사 상태의 뇌에서는 처음부터 반드시 질퍽질퍽하게 되어 버리는 것만은 아니다. 그러나 설사 초기에도 뇌 전체의 고도의 부종이나, 그 결과로 발생하는 뇌 헤르니아(〈그림 2-3〉 참조)는 흔히 일어나는 소견이다.

뇌의 단백질이 변성한다

그러면 자기용해란 어떤 현상일까? 뇌의 일부분에 일어나는 뇌경색에서는 장해가 일어난 동맥의 지배 영역으로 가는 혈류가 끊겨지고, 그 부분에는 당연히 산소가 공급되지 않게 된다. 그 결과, 그 영역의 뇌세포가 변성하여 괴사(壞死)상태에 빠지게 된다. 더욱이 주변의 건강한 뇌 조직에도 두드러진 반응성 부종이 일어나고 동시에 많은 수의 식세포(食細胞)가 나타난다. 식세포는 사멸한 병소(病巢) 안의 뇌세포의 잔해를 자신의 세포 안으로 끌어들여 제거하고 공동화하게 된다.

그러나 뇌사 상태에서는 뇌의 전체 영역이 죽어 버리고, 산부분이 조금도 남지 않기 때문에 뇌 조직에서는 살아 있는 뇌에서 볼 수 있는 반응성 혈구의 침윤이나 식세포에 의한 식작용(食作用)이 일어나지 않는다. 다만, 단백질의 변성이 사후의 변화로서 일어날 뿐이다. 즉, 뇌 전체가 죽어 버리면 시간의 경과와 더불어 뇌조직의 단백질이 변성을 일으켜 녹아 버리게 된다. 이 상태에서 뇌 조직을 현미경으로 살펴보면 본래의 뇌의

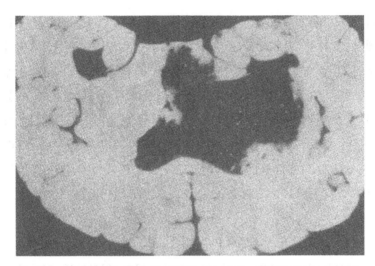

〈그림 3-3〉 뇌출혈에 의해 뇌사가 된 뇌(분할면). 출혈면(피각, 被殼)으로
부터 혈액은 측뇌실 안으로 뚫고 들어가 가득히 채워져 있
다. 뇌간에도 출혈소가 보인다. 그 밖의 부위에도 두드러진
뇌종양을 볼 수 있다

미세 구조도 없어지고 혈관 내의 적혈구도 물거품 모양으로 되
어 있는 것을 알 수 있다. 적혈구가 물거품 모양으로 되는 것
은 적혈구도 자기융해를 일으키기 때문이다.

이와 같이 뇌사 증상의 병리 해부에서 가장 많이 보이는 것
이 자기융해이다. 이것은 생체의 반응으로서의 세포 반응이나
수복기서(修復機序)는 전혀 볼 수 없으므로 뇌가 죽은 후의 현상
이다. 뇌사 상태에 빠진 증상에 대해 인공호흡을 중심으로 한
소생술을 실시한 경우, 심정지 후의 해부에서 공통적으로 관찰
되는 데서부터 레스피레이터(Respirator, 인공호흡기) 브레인(Brain,
뇌)이라고 불리고 있다.

그렇다면 이 자기융해를 일으키기 전, 즉 뇌사 상태에 빠진

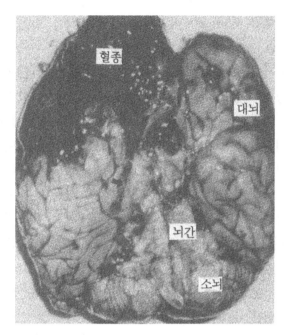

〈그림 3-4〉 두부 외상에 의해 뇌사가 된 증상
의 뇌(아랫면에서부터 본 것). 우전두엽
으로부터 측두엽에 걸쳐 혈종(경막하
혈종)이 인정되고, 뇌좌상의 의심이
있다. 환부 쪽의 뇌 헤르니아(화살표)
와 뇌부종이 두드러져 있다

직후에는 뇌에 어떤 변화가 일어나고 있을까? 이 단계에서는
첫째로 뇌사에 빠지게 된 원인으로 뇌장해, 예를 들어 뇌출혈
소(腦出血巢)나 뇌좌상 등의 원병소(原病巢)가 물론 존재할 것이
다. 그리고 둘째로 이들 원병소에 의해 일으켜진 뇌압 항진에
의한 속발성(續發性) 뇌장해가 있다(〈그림 3-3〉, 〈그림 3-4〉).
　이들 장해 부위의 세포는 강한 변성에 빠져 있는 것으로 알
려져 있다. 그리고 그 장해는 중뇌, 뇌교(腦矯) 등의 뇌간(책머리

그림 참조)부에 특히 두드러지는데 간뇌 바닥에 있는 시상하부
(視床下部)에서도 존재하는 경우가 있다.

  많은 뇌사의 예에서는 두개 내에 발생한 혈종이나 종양 등의
용적의 증대 때문에 두개내압의 항진이 일어난다. 그리고 이들
의 경우, 대부분은 병소를 중심으로 하여 뇌수 전체에 걸쳐 두
드러진 뇌부종이 합병된다. 따라서 뇌혈류가 멎어 일어나는 뇌
사 상태와 먼저 심장이 멎고 그 결과 뇌혈류가 정지하여 사망
한 경우, 뇌에 일어나는 변화는 큰 차이가 없는 듯이 생각된다.
그러나 양자 사이에는 미묘한 차이가 있다. 즉 다른 질환에 의
한 사망에서는 심정지에 이르기까지 뇌에는 좀 더 큰 변화가
일어나지 않을 것이다. 한편, 뇌사 상태에 빠지는 것과 같은 예
에서는 그 전 단계에 여러 가지 무거운 뇌장해가 연속적으로
발생하고 있을 것이다.

  실제로 전자의 뇌 표본에서는 색소에 의한 세포의 염색성이
충분히 보전되어 있는데 대해 뇌사의 예에서는 세포가 잘 염색
되지 않고 세포의 종장(腫張, 부풀어 오른 상태) 흔적이 관찰된다.
또 물거품 모양의 적혈구가 뇌의 혈관 안뿐만 아니라 혈관 밖
으로도 유출괴어 있다. 이들의 변화는 뇌조직의 자기융해에 앞
서, 아마도 절박뇌사(切迫腦死, 8-7 참조)로부터 뇌사까지의 사이
에서 일어나고 있는 것으로 생각된다. 따라서 병리학적 검사나
법의학(法醫學)적 검사에서도 뇌사 상태를 경과했는지의 여부를
나중에 와서 감별하는 일도 가능할 것이다.

  레스피레이터 브레인의 소견을 요약하면, 중증인 뇌부종, 뇌
연화 및 회사에서 특히 이들 소견은 대뇌 피질에서 뚜렷이 인
정된다. 이들 변화는 최종적으로는 자기융해로 이어지는 것이

기는 하지만 뇌사의 예의 해부 결과를 종합하면 인공호흡기를 사용한 기간의 장단과 반드시 관계되는 것은 아닌 듯하다. 일단 인공호흡을 하는 시간이 12~24~36시간을 경과하지 않으면 나타나지 않는다고 하는 보고도 있지만, 실제로는 인공호흡이 시작되는 것은 뇌사 상태 이전인 경우가 많고 이 시간도 반드시 정확하지는 않다. 또 최종적으로 일어나는 자기융해 현상에는 아마도 여러 가지 효소와 대사산물이 관계되고 있는 것으로 생각되고 있으나 아직 결론에는 이르지 못하고 있다.

뇌사 상태에서도 척수는 살아 있다

한편, 많은 뇌사를 해부한 예에서 척수에는 자기융해를 중심으로 하는 특징적인 소견을 볼 수 없다. 그 경계는 하부 경수에서부터 제1흉수(胸髓) 근처이며, 이 경계의 상하에서 두드러진 차이가 보인다. 흉수 이하는 설사 뇌사 상태에 빠지더라도 심장이 움직이고 있는 한 계속하여 생존할 수가 있다. 같은 중추신경이면서도 뇌와 척수에서는 명확히 해부 소견이 달라진다. 이것으로부터도 뇌사의 증상의 예에서 자주 척수 반사가 남아 있는 현상을 증명할 수가 있다.

이상에서 말한 것과 같은 병리 해부의 소견으로부터 추측하면 역시 원인이야 무엇이든 간에 두드러진 뇌압 항진이 일어나, 그 때문에 뇌로의 혈류가 두절되어 뇌사 상태로 옮겨가는 것이라고 생각할 수 있다. 그리고 일단 뇌사에 빠진 뇌는 시간의 경과와 더불어 자기융해를 일으키고, 이윽고 '질퍽질퍽'으로 표현되는 것과 같은 상태가 되어 버린다.

4장
지금 왜 뇌사가 문제인가?

심장 이식의 충격

1967년 12월 3일 남아프리카에서 C. N. 바너드 박사에 의해 세계 최초의 심장 이식 수술이 행해졌다. 처음으로 이식을 받은 환자는 3주 후에 죽었지만 그 후 제2의 환자는 19개월 동안 생존했다. 이듬해 8월 8일 일본의 삿포로 의과대학의 와다(知田壽朗) 박사에 의해 일본에서도 최초의 심장 이식이 실시되어 83일간의 생존 기간을 기록했다.

이 심장 이식은 장기(臟器)를 제공하는 쪽의 필수 조건으로서 '뇌사'를 일반에게 널리 클로즈업하는 계기가 되었는데, 뇌사 상태의 연구는 긴 역사를 가지고 있다. 근대 뇌외과의 아버지로 추앙되고 있는 미국의 H. 쿠신은 두개내압 항진에 관한 논문(그림 4-1) 가운데서, 뇌농양(腦膿瘍)에 의해 호흡이 정지된 후 심장이 정지하기까지 23시간에 걸쳐 인공호흡을 실시한 예를 보고하고 있다. 그는 이 논문에서 두개내압이 매우 높아지면 심정지 이전에 호흡 정지가 일어난다는 것을 지적하고 있는데, 이것은 뇌사 상태에 관한 최초의 기재라고 해도 될 것이다.

그 후, 소생술의 진보와 인공호흡기의 보급으로 뇌신경외과의 전문의들 사이에서는 뇌의 기능이 정지한 뒤에도 심장이 활동을 계속하는 '뇌사 상태'는 차츰 비교적 흔한 것으로 되어 왔다. 이것에 뇌파계를 손쉽게 이용할 수 있게 되었고, 뇌의 활동을 객관적으로 파악할 수 있게 된 것에도 영향을 끼치고 있다.

텐틀러는 수술 중의 출혈성 쇼크로 뇌파가 19분 남짓 평탄해지고 대뇌의 기능이 정지되면서 적절한 처리에 의해 뇌의 활동이 회복된 예를 보고하고, 이 상태를 '대뇌 피질의 죽음(Cortical Death)'이라고 불렀다. 이 예는 그 후에 회복되었기

THE

AMERICAN JOURNAL
OF THE MEDICAL SCIENCES.

SEPTEMBER, 1902.

SOME EXPERIMENTAL AND CLINICAL OBSERVATIONS CON-
CERNING STATES OF INCREASED INTRACRANIAL
TENSION.

THE MÜTTER LECTURE FOR 1901.

BY HARVEY CUSHING, M. D.,

ASSOCIATE IN SURGERY, JOHNS HOPKINS UNIVERSITY.

〈그림 4-1〉 『AMERICAN JOURNAL OF THE MEDICAL SCIENCES』 잡지에 실린 쿠신의 논문(1902)

때문에 오늘날의 정의로 말하면 물론 '뇌사'는 아니지만, 그것에 가까운 상태를 처음으로 하나의 개념으로서 파악하여 특정한 호칭으로 불렀다는 점에서는 최초의 보고이다.

뇌사 상태에 대한 관심

이 무렵부터 뇌사 상태의 자세한 관찰 또는 뇌사의 진단에 대한 연구가 나오기 시작한다. 프랑스의 신경내과 의사 몰라레와 그론에 의한 '초혼수(超昏睡, le Coma Depasse)'에 관한 기재는 유명하다. 그들은 23개의 뇌사 상태 환자의 생명 징후(Vital Sign), 신경학적 소견 및 뇌파 소견을 상세히 분석하여

〈표 4-1〉 뇌사 상태는 여러 나라에서 역사적으로 어떻게 표현되어
왔는가?

wertheimer	(1959) : La mort du système nerveux
Mollaret	(1959) : Le coma dépassé
Jouvet	(1959) : La mort du système nerveux central
Negovskii	(1960) : La mort biologique
Lacuire	(1962) : La mort encéphalique
Kramer	(1963) : Intravital death of the brain, Status deanimatus
Tönnis	(1963) : Organtod des Gehirns
Ad Hoc Committee of the Harvard Medical School	(1968) : Irreversible coma, Brain death syndrome
Käufer	(1968) : Dissoziierter Hirntod
Rosoff	(1968) : Brain death
Schneider	91968) : Zerebraler Tod
Trace	(1968) : Cerebral death
Walker	(1968) : The death of a brain
British Medical Association	(1968) : Neurological death
Gaches	(1970) : La mort cérébrale
Ingvar	(1971) : Total brain infarction
Pallis	(1983) : Brainstem death

뇌사 상태에서의 혼수와 다른 혼수를 구별해야 한다는 것을 지
적하고, 이른바 '식물 상태'와 뇌사의 식별 방법을 밝히고 있
다. 또 같은 해에 역시 프랑스의 뇌신경 외과 의사인 벨트하이
머는 뇌장애에 의해 호흡이 정지한 것에 의한 뇌사 상태의 특
징을 조사하여, 이것을 '신경계의 죽음(la Mort du Systeme

Nerveux)'이라고 불렀다(표 4-1).

한편, 생명 징후, 신경학적 소견, 뇌파 소견 외에 뇌 안의 혈액 순환이 정지해 버리는 것도 뇌사의 징후로서 중시되어 몇 가지 연구가 발표되었고, 북유럽 여러 나라를 중심으로 '전뇌경색(全腦梗塞, Total Brain Infarction)'이라고도 불리게 되었다.

뇌신경외과를 전공하게 된 나는 인공호흡기가 없어 뇌 헤르니아로 호흡 정지를 일으킨 환자에게 몇 시간이나 계속하여 흉부를 압박하는 손을 써서 하는 인공호흡을 실시하여, 도리어 의사가 탈진해 버리는 경험을 했다. 이윽고 동물 실험용 인공호흡기와 기관 내 마취기를 이용하여 보다 장시간의 인공호흡을 할 수 있게 됨으로써, 뇌의 활동이 완전히 정지한 후에도 수 시간 내지 하루, 이틀 동안 심장의 박동이 남아 있는 것을 경험했다. 당시, 우리는 이런 상태를 '중추사(中樞死)'나 '뇌수사(腦髓死)'라고 불렀다.

이와 같이 1950년대 후반부터 1960년대에 걸쳐서는 뇌사 상태에 관한 임상 경험이 축적되어 가는 시대였다. 그리고 많은 뇌외과 의사가 중증인 환자가 뇌사 상태에 빠져들지 않게 필사적으로 노력하고 있는 동안에 갑자기 바너드 박사에 의한 심장 이식 뉴스가 전해져 온 세계를 깜짝 놀라게 했다. 그리고 뇌외과 의사 이외의 의사를 비롯하여 일반 사람들까지 처음으로 뇌사의 개념에 접하게 되었던 것이다.

바너드 박사의 심장 이식 이전의 뇌사에 대한 연구는 예컨대 '인공호흡 환자의 뇌(Respirator Brain)' 등 어느 쪽인가 하면 순수한 임상 증후학적, 한편에서는 병리학적인 관점에서 다루고 있었던 것이 대부분이고, 장기 이식에서의 장기 제공자의 죽음의 판정이라는 궁극적인 문제를 다룬 논문은 거의 없었다. '뇌사'를 현재와 같은 형태로 진지하게 생각하기 시작한 것은 역시 심장 이식이 시작된 이후부터이다.

장기 이식과 뇌사

바너드 박사의 심장 이식이 있은 다음해 봄, 니가타(新潟)시에서 열린 제9회 일본신경학회에서 돌아오는 길에 당시 후생성 (厚生省)이 '장기 이식 법안 제정준비 위원회'의 위원장이던 오사카대학 외과의 진나이 교수로부터, 심장 이식 때의 장기 제공자(Donor)로서 이른바 뇌사 상태의 사람이 적합하다는 얘기를 들었다. 그래서 뇌외과 의사의 입장에서 뇌사의 판정법으로서 뇌파의 소견이 얼마만큼이나 도움이 되는가를 검토할 필요성을 통감했다.

도쿄 도라노몬(東京虎の門) 병원의 뇌신경 외과에서 진료를 하고 있었기 때문에 과거의 기록 가운데서 뇌사 또는 그에 가까운 상태의 자세한 뇌파 기록을 모을 수가 있었다. 그리고 이것을 생명 징후와 신경 증상의 기록과 더불어 분석했더니 사망한 예 중에서도 뇌파 활동이 일시적으로 부활한 예가 있고, 설사 뇌파가 소실되더라도 뇌간에 어떤 기능이 남아 있을 때에는 뇌파가 부활하는 경우가 있다는 것을 알았다. 또 뇌사에 가까운 상태에 빠졌다가 그 후 회복된 예에서는 뇌파가 소실된 시간은 어느 경우도 한 시간 이내였다.

이와 같은 경험으로부터 뇌사의 판정에 있어서 뇌파 소견은 어디까지나 보조적으로 이용해야 할 것이지, 뇌파에만 의존할 것이 아니라고 생각하게 되었다. 와다 박사에 의한 일본 최초의 심장 수술이 행해지고 문제가 된 것은 바로 이 시기였다.

그와 같을 무렵인 1968년 8월, 뇌사 문제에 재빨리 착수하고 있었던 하버드 대학은 '뇌사특별위원회'의 이름으로 '비가역성 혼수(Irreversible Coma)'의 정의라고 하는 보고를 발표했다. 이 위원회는 '뇌가 영구히 기능을 상실한 상태'에 있는 것을 판정하는 기준으로서 ① 자극에 대한 무반응성 ② 호흡 정지 ③ 반사의 소실 ④ 뇌파의 평탄화를 들고 있다. 이것은 최초의 확실한 뇌사 판정 기준안으로서 미국뿐만 아니라 세계적으로 높이 평가되고 있다.

뇌사의 판정법을 둘러싸고

심장 이식이 실시된 후, 뇌사에 관한 연구 논문은 국내, 국외에 겹쳐 급격히 늘어났고 심포지엄 등도 자주 열리게 되었다. 일본에서의 뇌사에 대한 최초의 학술 집회는 1968년 10월의 일본뇌파학 회의 '뇌사와 뇌파에 관한 위원회'의 제1회 회합이다. 이 위원회에서는 '대뇌 반구뿐만 아니라 뇌간을 포함한 뇌 전체의 기능을 영구히 상실한 것을 뇌사로 한다'는 뇌사의 정의가 내려지고, 학회의 개최지가 니가타였으므로 일반인에게는 '니가타 선언'으로 불렸다(그림 4-2). 그리고 이 위원에는 기초 의학자 4명을 포함하는 19명의 전문가가 참가했다.

이 위원회는 2개의 소위원회를 설치하는 등 활발한 토의를 계속하여 1974년 뇌사의 판정 기준을 발표했다. 이것은 일본의 대표적인 판정 기준으로서 널리 사용되고 국제적으로도 알려져 있다(6-5. 후반부 참조). 이후 나도 이 기준을 실제에 사용하고 있었지만 특별히 큰 잘못은 없었다. 그러나 그 후 의학이

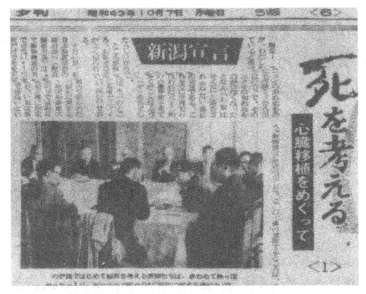

〈그림 4-2〉「니가타 선언」을 보도한 신문(1968년 10월)

급속히 진보하고 뇌사의 증상의 예도 더 많이 경험하게 되었다. 특히 소생술을 비롯하여 CT를 중심으로 한 화상(畵像)진단법과 컴퓨터 기술의 진보에 의한 각종 유발전위(誘發電位)의 기록법 등의 진보는 놀라운 것이었다.

그 때문에 1983년 일본의 후생성에 '뇌사에 관한 연구반'이 설치되어 일본의 뇌사 증상의 실태 조사와 뇌파학회 기준의 신뢰도의 평가에 착수했다. 그 결과로부터 앞서의 뇌파학회의 기준을 바꿔 1985년 12월에 새로운 판정 기준을 발표했다. 이것이 현재 일본의 새로운 공적 기준으로 되어 있다. 이것은 전국이 주요 의료 시설을 대상으로 한 설문지 조사에 의해 뇌사로 판정된 718 사례를 분석하는 동시에 각국의 기준을 참고로 하여 정리된 것이다(6-5. 후반부 참조). 또 영문으로의 번역은 독

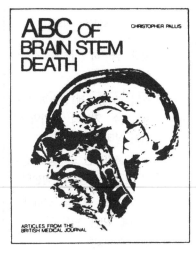

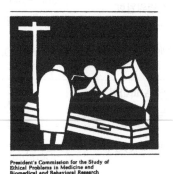

〈그림 4-3〉 미국 대통령위원회에 　〈그림 4-4〉 영국의 사회의 '뇌간사
　　　　의한 '죽음 판정의 가이 　　　　　　　 의 ABC'의 보고(1982)
　　　　드라인'(1981)

일의 전문지에 곧 발표될 예정이다.

1980년 이후 뇌사의 정의 및 판정 기준은 공적인 색채가
짙어졌는데 대표적인 것으로 미국 대통령위원회(大統領委員會)에
의한 '죽음 판정의 가이드라인'(1981, 〈그림 4-3〉 참조), 대영제
국 및 북아일랜드 보건성을 대표하는 연구반의 '이식 장기의
적출에 관한 실시 규칙'(1980), 영국의사회의 '뇌간사(腦幹死)의
ABC'(1982, 〈그림 4-4〉 참조), 스웨덴 보건사회성의 '죽음 판정
위원회의 보고'(1984) 등이 있다.

이것들은 모두 장기 이식에 수반하는 장기 제공자의 '죽음의
판정'이라고 하는 중대한 문제에 공적으로 대응하는 형태로서

〈표 4-2〉 각국의 뇌사의 정의

	뇌사 상태의 호칭	뇌사의 정의
하버드대학 의학부 '특별위원회'	Irreversible Coma(Brain Death Syndrome)	뇌가 영구히 기능을 소실한 상태
제8회 국제뇌파학회	Brain Death	소뇌, 뇌간, 제1경수까지 전체 뇌수 기능의 불가역적인 정지 상태
일본뇌파학회 '뇌사위원회'(1974)	뇌사	회복 불가능한 뇌기능의 상실로 뇌간의 기능도 포함한다.
미국 공동연구 (1977)	Cerebral Death	뇌 전체의 파괴를 의미하며, 의지에 의한 반응도 반사도 결여되어 있는 것
영국왕립의학회 연합총회(1976)	Brain Death	뇌간의 영구적인 죽음이 뇌사이다

〈표 4-3〉 각국의 뇌사를 고려한 죽음의 정의

	뇌사와 죽음에 관한 기재(죽음의 정의)
영국왕립의학회 연합총회(1979)	심박과 같은 약간의 장기의 기능이 아직 인공적 수단으로 유지되고 있는 않든 간에, 뇌사의 판정에 환자가 죽었다는 것을 의미한다.
미국 대통령위원회 (1981)	① 혈액 순환 및 호흡 기능의 불가역적 정지 및 ② 뇌간을 포함함 뇌 전체에 미치는 모든 기능의 불가역적 소실이 확인된 개인은 사망한 것으로 한다.
스웨덴 보건사회성 '죽음의 판정에 관한 위원회'	모든 뇌기능이 완전히, 또 불가역적으로 소실된 개인은 사망한 것으로 한다.

내세워지고 있다. 자세한 개별적 판정 기준의 내용에 대해서는 뒷장에서 자세히 언급하겠지만 그 토대가 되는 뇌사의 정의로는 영국을 제외한 많은 나라에서 '뇌간을 포함하는 모든 뇌의 기능이 정지되어 결코 회복하지 않는 상태'를 기준으로 하고 있다(〈표 4-2〉와 〈표 4-3〉).

5장
뇌사는 어느 정도로 발생하는가?

전체 사망자는 1% 이하?

'뇌사'라고 하는 새로운 개념이 태어나고, 때로는 그것이 개체의 죽음과 동등하다고 생각하여 소생술을 포기하거나 나아가서는 이식용 장기 제공자로 간주하는 등, 의학뿐만 아니라 법률적으로도 죽음으로 치는 나라도 알려지게 되었다. 그리고 일본에서도 그것에 대한 여러 가지 논의가 있는 현재, 누구나가 알고 싶은 깃은 이 뇌사가 도대체 어느 정도로 발생하느냐는 점일 것이다. 뇌사가 주목되기 시작한 기간이 짧은 만큼 이것에 대한 정확한 조사도 아직 충분히 이루어져 있지 않다.

미국의 월커에 의하면 연간 전체 사망자 수의 1%에 약간 못 미치는 사람이 뇌사 상태를 경과하고 있다고 하지만 그 근거는 확실하지 않다. 영국의 조사에서는 연간 약 4,000명의 뇌사 사례가 있고, 이것은 영국의 연간 총사망자 수 약 67만 명의 0.6%에 해당한다.

일본에서는 후생성의 '뇌사에 관한 연구반'이 1984년에 실시한 조사에서 6개월 동안 1,340사례라고 하는 숫자가 나와 있다. 이것은 일본 국내 483개 장소의 시설을 조사하여 얻은 숫자로 반드시 모든 뇌사 사례의 수를 가리키고 있는 것은 아니지만, 이것을 단순히 2배로 하면 1년간에 2,680사례라는 수가 된다. 일본의 연간 총사망자 수를 약 74만 명(1984)으로 치고, 연간 뇌사 사례 수를 약 3,000명이라고 추정하면 뇌사 발생률은 0.4%가 된다.

뇌사의 판정은 그 나라의 의학 수준, 사회 정세 등에 따라 변화하는 것이지만 대체로 크게 보아 의학 선진국에서는 뇌사의 발생률은 전체 사망자수의 1%에 약간 못 미치는 정도라고 보아도 될 것이다. 반대로 인공호흡기 등에 의한 소생술이 아직 보급되어 있지 않은 발전도상국 등에서도 아마도 뇌사 사례를 그다지 경험하는 일이 없지 않을까?

어쨌든 간에 뇌의 장해가 아주 심할수록 그것에 대한 의료 행위가 신속하고 또 충분할수록 뇌사 증상의 예가 증가하게 된다. 따라서 옛날이라면 벌써 전에 심정지를 맞이했을 만한 중증인 사례가 문명의 진보에 의해 뇌사 상태로 빠져 드는 것이라고도 말할 수 있을 것이다. 물론 기사회생(起死回生)의 기쁨을 맛볼 수 있는 경우도 드물지는 않겠지만.

뇌혈관 장해에서 높은 발생률

전체 사망자 수의 1% 이하라고 하는 뇌사 발생률은 그리 높은 숫자가 아니라는 인상을 받을지 모른다. 그러나 뇌사에 이른 원인이 되는 질환별로 보면 특정 질환에서는 그 발생률이 훨씬 높아진다. 예를 들어 교린(杏林)대학 의학부 뇌신경외과 교실에서 다룬 뇌사 사례(1973~1983, 11년 간)는 120사례로, 이것은 같은 기간의 이 교실에서 전체 사망자 수의 40%에 해당한다. 또 일본 후생성연구반의 조사(1984)에서는 뇌사의 65%가 거미막 하출혈 등 뇌혈관 장해에 의해 발생하고 있다.

앞에서 말했듯이, 일본의 연간 총 뇌사 사례 수를 3,000명이라고 하면 그 중의 1,950명이 뇌혈관 장해에 의해 뇌사에 이르고 있다는 것이 된다. 한편, 일본의 뇌혈관 장해에 의한 사망자 총수는 13,646명(1984)이므로, 그 중의 14% 남짓한 사람이 뇌사 상태를 경과하여 사망하고 있는 것으로 계산된다.

영국의 조사에서도 1년간의 두부 외상에 의한 뇌사의 총수는

66

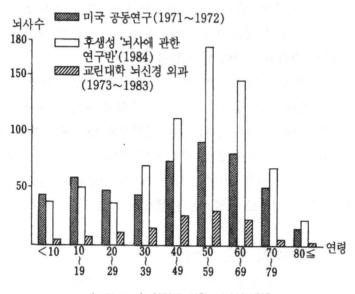

〈그림 5-1〉 연령에 의한 뇌사의 발생

1,660사례라고 한다. 두부 외상에 의한 연간 전체 사망자 수가 약 2,500명으로 계산되므로 두부 외상에 의한 사망자에 국한해서 말하면, 약 66%가 뇌사 상태를 경과하고 있는 것이 된다.

이와 같이 뇌사를 일으키는 질환에 의해 뇌사의 발생률은 크게 달라진다. 뇌신경외과나 구급 센터 등 중증 뇌혈관 장해 환자를 다루는 곳에서 뇌사의 발생률이 높아지는 것은 당연한 일이다.

50대에 많고, 남자에게 많다

뇌사의 발생은 나이에 따라서도 달라진다. 후생성연구반, 미국의 공동연구, 교린대학 뇌신경외과의 세 조사가 모두 40~60

〈표 5-1〉 뇌사의 남녀비

	남	여	남/여
후생성 '뇌사에 관한 연구'(1985)	388	330	1.18
미국 공동연구(1977)	275	228	1.21
교린대학 뇌신경 외과(1984)	71	50	1.42
계	734	608	1.21

대에 많고, 50대에 피크가 있는 것이 공통이다. 이것은 이 연령에서 뇌출혈 등 뇌혈관 장해가 많이 발생하는 것과 관련되어 있고, 후생성연구반의 조사에서는 50대의 뇌사 사례의 77%, 교린대학의 조사에서는 67%, 미국의 조사에서는 44%가 뇌혈관 장해에 의한 것이다. 다만, 미국에서는 심리 경색 등 심질환이 원인인 것이 전체의 25%를 차지하고 있다. 최근 일본에서도 심질환의 증가가 두드러지고 있으며, 그것에 수반하여 심질환에 의한 뇌사 사례도 무시할 수 없게 될 것으로 생각된다.

뇌사의 '평균 연령'은 후생성연구반, 교린대학의 조사에서 각각 49세, 48세로 거의 일치하고 있다.

〈그림 5-1〉을 보아 알 수 있듯이, 뇌사 사례의 연령 분포에서는 50대 이외에 10대에서 또 하나의 작은 피크가 있다. 이 피크는 교린 대학의 조사에서는 나타나 있지 않으나, 두부 외상과 관계가 있으며 후생성 조사, 미국의 조사에서는 그 절반이 두부 외상을 원인으로 하고 있다. 이 10대의 젊은이들에게 교통사고나 스포츠에 의한 사고 등 두부 외상이 많다는 것을 반영하고 있을 것이다.

남성과 여성에서는, 남성 쪽이 약간 많다는 것이 세 조사에서 공통으로 인정되고 있다(표 5-1). 이 남녀에 의한 차는 두부

외상에 의한 바가 크다. 후생성연구반, 교린대학의 두 조사가
모두 두부 외상에 의한 뇌사 사례의 70% 남짓이 남성이었다.
또 미국에서는 여성에 비해 남성 쪽이 심근 경색이 많은 것도
영향을 미치고 있는 듯하다.

조사 대상에 따라 달라지는 원인 질환

뇌사는 지금까지 말해 왔듯이 어떠한 뇌의 장해에 의해 일으
켜지는데, 지금까지의 뇌사에 대한 조사를 분석해 보면 조사한
시대, 조사한 시설에 따라, 한마디로 "뇌장해"라고는 하지만 상
당히 다른 세 가지 경향이 인정된다(그림 5-2).

유형 I은 뇌사의 원인 질환으로서 뇌혈관 장해(거미막 하출혈,
뇌출혈 등)가 압도적으로 많고, 다음이 두부 외상이고 2차성 뇌
장해(심정지나 질식에 의한 뇌 무산소증 등)가 비교적 적다는 조사
결과이다. 후생성연구반 및 교린대학의 조사 결과가 이 유형으
로 일본의 평균적인 뇌신경외과의 수비 범위를 가리키고 있다.
즉, 일본에서는 뇌혈관 장해, 특히 거미막 하출혈, 뇌출혈에 대
한 외과적인 치료가 널리 행해지게 된 사정을 반영하고 있는
것으로 보인다. 그 증거로 후생성연구반과 교린대학의 조사에
서는 뇌혈관 장해의 약 60%를 거미막 하출혈이 차지하며, 뇌
출혈을 합치면 약 90%가 두개 내 출혈로 되어 있다.

유형 II는 2차성 뇌장해가 제일 많고, 다음이 뇌혈관 장해,
두부 외상의 순인데, 이것은 미국의 조사(1977) 결과이다. 2차
성 뇌장해는 심근 경색에 의한 것이 대부분이지만 조사 연대가
10년 전의 것임을 고려할 필요가 있을지 모른다.

유형 III은 두부 외상이 가장 높고, 뇌혈관 장해가 다음으로

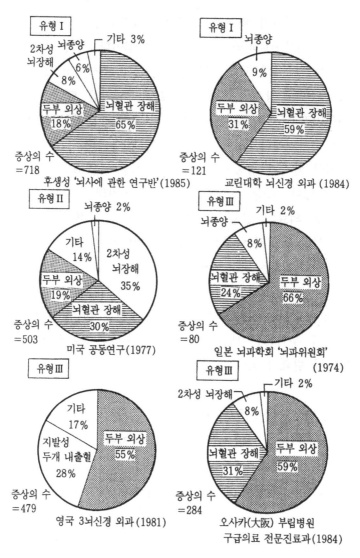

〈그림 5-2〉 뇌사의 원인이 되는 질환

많은 것으로서 영국의 조사(1981), 일본뇌파학회 '뇌사위원회'의 조사(1974), 게다가 비교적 최근의 오사카부립병원(大阪府立病院) 구급의료 전문진료과의 조사 결과(1984)이다. 일본뇌파학회의 조사는 일본에서의 교통 외상의 급증기의 조사이고, 또 이 시대에는 뇌혈관 장해의 외과적 치료가 지금만큼 활발하지 않았기 때문이라고도 볼 수 있다. 영국의 조사도 실제는 1970년대 후반의 숫자인데다, 조사 대상이 되었던 뇌신경외과의 시설로 두부 외상 환자가 집중적으로 보내진 경향이 있었던 것으로 생각할 수 있다. 가장 새로운 오사카부립병원의 조사는 최근 일본의 구급 의료의 경향으로부터 두부 외상 환자는 우선 구급 의료 시설로 보내지는 사실을 그대로 반영하고 있다.

　뇌사를 일으키는 원인 질환은 이와 같이 조사 시대, 조사 시설 및 전반적인 질환의 역학(疫學)적 변화(심질환의 증가 등)에 의해 크게 영향을 받는다. 따라서 이들 조사를 할 경우 또는 조사 결과를 분석하는 데는 그 배경의 차이를 충분히 예상하고 또 파악할 필요가 있다.

뇌사로부터 심정지까지의 기간

　뇌사의 정의는 '일단 뇌사 상태에 빠지면, 절대로 소생하지 않는다'는 것이다. 그렇다면 뇌사 상태가 되고서부터 개체의 죽음으로서 널리 인정되고 있는 '심정지'까지의 기간은 어느 정도 일까?

　뇌사 상태에 빠진 사람은 자발 호흡이 없고 인공호흡기, 그 밖의 생명 유지 의료에 의해 심폐활동(心肺活動)을 인공적으로 유지하고 있으므로, 인공호흡기를 떼어내면 단시간에 심장도

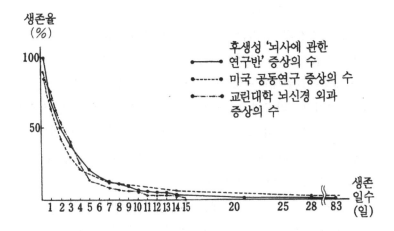

〈그림 5-3〉 뇌사로부터 심정지까지의 기간

멎어 버린다. 따라서 일반적으로 뇌사로부터 심정지까지의 기간은 인공호흡기를 떼지 않은 채 얼마만큼 오랫동안, 심장이 움직이고 있었는가로써 파악하지 않으면 안 된다. 그것을 알기 위한 조사 결과로는 후생성연구반, 미국, 교린대학, 오사카 부립병원에서 실시한 네 개의 조사가 도움이 된다.

결론부터 말하면, 이들 네 개의 조사 결과는 매우 비슷하며, 어느 조사에서도 뇌사에 빠진 직후부터 생존율은 지수 관계적으로 급격히 저하하여 1주 사이에 거의 90%가 심정지에 이르러 사망하고 있다. 〈그림 5-6〉에서는 두부 외상의 비율이 높은 오사카부립병원의 조사는 제외하였다.

그러나 2주간 또는 4주간 이상이나 계속하여 산 사례가 없는 것은 아니다. 4주간 이상의 장기 생존 사례는 교린대학의 조사에서는 제로였으나 미국의 조사에서는 9개 사례(3%), 후생성연구반의 조사에서는 4개 사례(1%), 오사카부립병원의 조사에서는 1개 사례가 있었다.

이 생존 기간의 차이는 뇌사의 원인이 1차성 뇌장해냐, 2차성 뇌장해냐고 하는 것에도 관계가 있는 것 같다. 장기 생존 사례가 없는 교린대학의 조사 사례는 모두 1차성 병변에 의한 뇌사의 예이고, 미국과 후생성연구반에서의 장기 생존 사례는 모두 약물 중독 등에 의한 2차성 뇌장해에 의한 것이었다. 오사카부립병원의 한 예도, 천식에 의한 심정지에 바탕하는 2차성 뇌장해를 원인으로 한 것이다.

전체적으로 장기 생존 사례는 2차성 뇌장해에 의한 뇌사 사례가 많다고 할 수 있는데, 개개의 원인 질병과 생존 기간 사이에는 특별한 관계가 인정되어 있지 않다. 또 연령과 뇌사 후의 생존 기간 사이의 관계는 '70세 이상의 고령자에게는 짧은 경향이 있다'는 조사 결과(후생성연구반 조사)도 있으나 다른 조사에서는 그런 경향이 없어 명확하지 않다.

최근 오사카대학으로부터 뇌사 사례에 대해 항이뇨작용(抗利尿作用)이 있는 호르몬을 사용하여, 수십 일 동안에 걸쳐 심박동을 유지할 수 있다는 것이 보고되었다. 다만, 실제로 뇌사 사례의 심박동을 그 정도로 장기간에 걸쳐 무리하여 유지시킬 필요가 있는지 의문이다.

전향성 조사와 후향성 조사

질병의 실태를 통계적으로 파악하는 '역학(疫學)'의 조사 방법에는 크게 나누어 전향성 조사(前向性調査)와 후향성 조사(後向性調査)가 있다. 전향성 조사는 일정한 조사 기준을 정해 두고, 어느 시점에서부터 일정 기간 동안에 그 기준에 맞는 사례를 수집하는 방법이다. 그 이름과 같이, 어느 시점으로부터 미래로 향해 조사를 하기 때문에 조사를 하는 담당자가 명확한 기준으로써 조사하기 쉽다. 그러나 조사 개시 후의경과를 예견할 수 없다는 등의 특징이 있다.

후향성 조사는 일정한 조사 기준에 바탕하여 과거의 기록 중에서 그것에 맞는 사례를 수집하는 방법이다. 긴 시간에 걸쳐 또 많은 조사 대상으로부터 목적하는 사례의 수집이 가능한 반면 조사 대상의 경과나 그 후의 결과까지도 이미 알고 있는 것이 된다.

5장의 토대가 된 각각의 조사 중 '전향성 조사'는 일본뇌파학회의 조사의 일부, 후생성연구반의 조사, 미국의 공동연구조사 등 셋이고 교린대학의 조사, 오사카부립병원의 조사 및 영국 뇌신경외과 시설의 조사 등 셋은 '후향성 조사'였다.

이들 가운데서 일본뇌파학회의 조사는 일본에서의 뇌사 사례에 대한 조사의 효시가 되는 것이지만 조사 수가 적고, 조사 기준이 좀 개략적이라는 등의 문제가 있다. 따라서 일본에서의 본격적인 역학적 조사는 1984년 후생성연구반의 조사이며, 이것에 의해 일본의 전체적인 뇌사의 실태가 밝혀지게 되었다고 해도 된다.

6장
뇌사를 어떻게 판정하는가?

왜 판정 기준이 필요한가?

5장에서 말했듯이 '뇌사'는 대체로 전체 사망자 수의 0.5~1%에 못 미친다고 한다. 그렇다면 1년간의 전체 사망자 수 74만 명(1984)이라고 하는 일본에서는 3,000명 내지 7,000명의 뇌사 사례가 있는 것으로 생각된다. 그렇다면 이 모두에 대해 뇌사의 판정이 필요한 것일까?

뇌사의 정의로부터 말하자면, 일단 뇌사 상태에 빠진 사람은 인공호흡기를 달아도 조만간에 심장이 멎어 버린다. 따라서 의사는 환자가 설사 뇌사 상태가 되더라도 그것을 알아채지 못하거나 알아채더라도 뇌사의 판정을 무리하게 하지 않고, 가능한 한 치료를 계속하여 심장이 멎은 시점에서 종래 죽음의 세 가지 징후에 바탕하여 죽음의 판정을 내리는 것이라면 특별히 문제는 없다. 그러나 하버드 박사들이 심장 이식 수술 이후, 심장 이식뿐만 아니라 간장이나 신장 등의 장기 이식과 얽혀, 의사에게 뇌사 판정을 구하는 움직임이 강해지고 있다.

뇌사는 '살아 있는 신체에 죽은 뇌'라고 표현된 정도이므로, 그 장기를 이식에 사용하면 글자 그대로 죽은 신체로부터 끄집어낸 장기를 사용한 경우에 비해 성공률(생착률)이 높다. 그렇다면 뇌사의 판정을 내려 그 사람을 죽은 사람으로 간주하여 이식 장기의 제공자로 하는 것이 허용된다면 죽은 사람의 신체의 일부가 다른 사람의 생명을 구하게 되는 셈이다. 또 결국은 멀지 않아 심정지를 맞이하게 될 사람에게 회복할 가망이 없다는 것을 알면서도 인공호흡기를 달아 심장, 폐만을 기계적으로 움직이게 하는 것은 당사자를 위해서도 도움이 못 되고, 가족의 정신적, 육체적, 경제적 부담을 증가시킬 뿐이라고 하는 소리가 있는 것도 하나의 배경으로 되어 있다.

　의사, 특히 뇌신경외과나 구급병원의 의사는 뇌사 상태에 접할 기회가 많아 뇌사의 판정은 일상적인 일이다. 그러나 뇌사 상태가 만일 개체의 죽음이라고 인정되게 되면, 뇌사의 판정에 의해 인공호흡기를 떼어버리는 일도 일어날 수 있다. 뇌사의 판정이 만에 하나라도 틀린 것이라면 회복 가능한 사람의 생명을 끊는 것이 되어 의사는 어떤 의미에서 '살인'을 범하는 것이 될지도 모른다.

　그런 만큼 '뇌사의 판정 기준'은 엄정성이 요구되는 것이다. 그러나 심정지 등의 죽음의 세 가지 징후에 의한 죽음의 판정조차도 예로부터 오진이 지적되고, 괴담 비슷한 얘기가 끊이지 않고 있는 것도 사실이다.

이상적인 판정 기준의 조건이란?

　그렇다면 이상적인 판정 기준으로는 어떤 조건이 요구될까? 월커는 그의 저서 『뇌사』(Cerebral Death, 3rd Ed. 1985)에서 다음과 같은 항목을 들고 있다.

① 간단하며, 모든 원인에 의한 뇌사에 응용할 수 있고, 모든 의사에게 이해될 수 있을 것

② 판정을 망설이는 일이 없고, 판정의 확실성에 차이가 없을 것

③ 종전의 관습으로 되어 있는 죽음의 판정법(3가지 징후에 의한 판정)에 대응할 것

④ 일반 사회에 쉽게 받아들여질 수 있을 것

　그리고 이들 조건의 전제로, 확실한 판정이 불가능한 증상의

예를 제외하는 것 등이 필요하다고 말하고 있다. 이들 조건이 타당하다는 것은 누구나 이해할 수 있을 것이다.

4장에서 말했듯이, 하버드대학 특별위원회의 판정기준(1968)을 효시로 지금까지 각국의 각 시설로부터 여러 개의 뇌사 판정 기준이 잇따라 나와 있다.

이들 기준은 각각 특징이 있고, 세부에 걸쳐 동일한 것은 없다. 그러나 어느 기준에서도 뇌, 특히 뇌간의 기능이 상실되어 절대로 회복하지 않는 상태(뇌간 기능의 불가역적 기능 상실)를 되도록 객관적으로 파악하는 것을 기본적인 목표로 하고 있는 점에서는 동일하다. 즉 생명 징후와 신경 증상으로부터 이루어지는 기본 검사와 뇌파나 뇌순환 측정 등의 보조 검사의 조합이다. 틀리는 것은 판정을 위한 검사법, 관찰 계속 시간, 대상으로부터 제외할 증상의 범위 등일 뿐이다. 요는 월커가 말하는 이상적인 판정법의 조건에 어떻게 접근하느냐고 하는 노력에 달려 있을 뿐이다.

일본에서의 판정 기준은 일본뇌파학회의 뇌사와 뇌과에 관한 위원회(1974)가 정리한 것이 최초이다. 후생성의 '뇌사에 관한 연구반'을 조직(1983)하여 2년에 걸쳐 조사, 연구한 결과, 뇌파학회의 기준(1985. 12)을 개변(改變)한 새로운 판정 기준을 설정할 수 있었다. 이제부터 6장에서는 새 판정 기준을 바탕으로 뇌사를 어떻게 판정하는가를 쫓아가 보기로 한다.

이 기준은 현재 일본의 가장 새로운 사고방식을 담은 것이지만 이것이 세계 공통의 기준은 아니다. 멀지 않아 전 인류에 공통되는 국제적인 기준이 만들어지겠지만 현재는 아직 각국, 각 시설의 기준이 각각 다르게 사용되고 있다. 또 일본의 새로운 후생성 기준은 어디까지나 뇌간을 포함한 모든 뇌의 기능이 상실된 뇌사 상태를 판정하기 위한 기준이며, 뇌사를 개체의 죽음으로서 인정한다고 하는 '새로운 죽음의 개념'을 제창하고 있는 것은 아니다. 종전의 죽음의 개념을 대신하여 새로운 죽음의 개념이 확립되려면 의학, 생물학적인 요소뿐만 아니라 심리적인 측면 법률적인 문제 등 폭넓은 입장으로부터 토의를 거쳐, 일반 사회에 받아들여질 수 있을 만한 것이 되어야 한다는 태도를 연구반은 취하고 있다. 따라서 새로운 '죽음'의 개념에 대해서는 각자의 사생관(死生觀) 등에 입각하여 다른 형태로 검토될 필요가 있다.

일본에서는 그 후, 일본학술회의, 일본의사회, 국회(생명윤리 연구의원연맹), 일본법의학회, 일본이식학회 등에서 이 문제에 대해 검토하는 작업이 진행되고 있다.

뇌사 판정의 대상

전국에서 연간 70~80만 명에 이르는 사망자를 모조리 뇌사 판정의 대상으로 삼을 필요가 없다는 것은 말할 나위 없다. 대상이 되는 것은 뇌의 죽음(기능 정지)과 신체의 죽음(심장 정지)에 시간적 간격이 있고, 회복 불가능한 '뇌사 상태'에 빠져 있거나, 또는 어떤 방법으로써 아직도 회복할 가능성이 조금이라도 남아 있는가를 임상적으로 판단할 필요가 있는 경우일 뿐이다. 물론 후자의 경우에는 다시 최선의 치료를 계속할 필요가 있다.

판정 대상은 구체적으로는 다음의 두 가지로 요약된다.

① 뇌의 기질(器質)적 장해로 말미암아 깊은 혼수와 무호흡을 나

　　타내고 있는 증상

　② 근원 질환이 확실히 진단되어 있고, 그것에 대해 현재 할 수
　　있는 모든 적절한 치료를 베풀어도 회복 가능성이 전혀 없다
　　고 판단되는 증상

　뇌의 기질적 장애라고 하는 것은 뇌라고 하는 기관이 직접적
으로 또는 간접적으로 눈에 보이는 어떠한 장해를 받았다는 것
이며, 뇌에는 뚜렷한 장해를 볼 수 없는 약물 중독, 대사 장해,
간질 등에 의한 혼수 증상과는 근본적으로 다르다. 깊은 혼수
란 전혀 의식이 없고 여러 가지 자극을 주어도 아무 반응을 나
타내지 않는 상태, 그리고 무호흡이란 자발적으로는 호흡을 할
수 없고 인공호흡기에 의해 타동적으로 호흡이 시켜지고 있는
상태를 가리킨다.

　5장에서 말했듯이(5-6), 뇌에 기질적 장해가 생기려면 뇌 자
체에 병소가 있는 뇌좌상, 뇌출혈 등의 1차성 장해와 질식이나
심장병에 의한 일시적인 심정지에 수반하는 산소 공급 부족을
원인으로 하는 뇌 무산소증 등의 2차성 장애가 있다. 어느 경
우도 어떠한 원인에 의해 뇌의 기능이 정지되었는지가 밝혀져
있지 않으면 안 된다는 것이 전제 조건 두 가지의 기본점이다.
원인은 모르지만 의식도 호흡도 없다는 경우에는 뇌사의 판정
대상으로 해서는 안 된다는 것이다. 노상에 쓰러져 있는 것이
발견되어, 외관상으로는 아무 상처가 없는 것과 같은 예가 이
것에 해당한다.

　뇌파학회의 기준에서는 1차성 장해만을 대상으로 한정했으나
그 후 CT검사가 도입되어 일본에서 급속히 보급되고 있기 때
문에 후생성에서는 굳이 1차성, 2차성의 구별을 하지 않고,

CT검사 등의 화상 진단법에 의해 뇌장해가 뚜렷이 눈으로 확인될 수 있는 사례를 모조리 대상으로 포함했다. 이 점에 관해서는 세계 최초의 사고방식이다. 따라서 2차성 뇌장해라도, 만일 CT검사에서 뇌사에 빠질 만한 병변이 관찰되지 않을 경우에는 당연히 대상 밖이 된다.

모든 치료 방법을 취했지만 회복 가능성이 없다는 것은 의사의 책무를 다한 일이므로 새삼스럽게 해석할 필요도 없을 것이다. 그런 만큼 의사에게는 모든 가능한 치료 방법에 대한 지식과 그것을 실행하는 설비와 기능이 요구된다.

삿포로 의대에서 일본 최초의 심장 이식을 하였다(1968). 그 당시 심장 제공자는 익사 상태였는데, 그 점의 판단이 충분했는지 어떤지 문제시되었다.

아이와 약물 중독은 판정 대상에서 제외

아이들, 특히 어린이의 뇌는 일반적으로 여러 가지 장해에 대한 저항력이 어른보다 강하다. 이것은 중증 두부 외상의 치료 성적을 보더라도 금방 이해할 수 있다. 각종 신경학적 검사에서 어른보다 긴 기간 뇌의 기능이 정지하면서도 그 후 어느 정도의 회복을 기대할 수 있는 경우가 있다. 또 우리가 한 조사에서는 뇌사 상태에 빠지고 나서 심장이 정지하기까지의 기간이 어른보다 긴 경향이 있는 것으로 확인되었다.

그런 까닭으로 어른과 같은 기준으로 아이의 뇌사 판정을 할 경우에는 특히 주의를 요한다고 하는 기준도 있다. 그래서 이번의 판정 기준에서는 6세 미만의 유유아(乳幼兒)는 뇌사 판정의 대상으로는 하지 않기로 했다. 유소아(乳小兒)를 제외한다면 어딘가에서 선을 긋지 않으면 안 된다. 6세라고 한 것은 실지의 임상상의 필요에서 든 하나의 기준선이며, 신경 증상을 파악하기 어렵다는 이유도 고려되었다. 물론 6세 미만의 아이라도 어른의 경우보다 훨씬 신중히 다룰 필요가 있다. 그러나 유소아에서는 뇌사 판정이 불가능하다는 것은 아니다.

얼핏 보기에 뇌사와 비슷한 상태가 되면서도 진짜 뇌사와는 달라 회복을 다소라도 기대할 수 있는 증상이 있다. 대표적인 것은 ① 수면약 중독 등의 급성 약물 중독 ② 체온이 낮은 경우 ③ 내분비-대사성 장해 등 세 가지이다.

약물 중독에서는 수면약, 진정제의 중독이 제일 문제이고, 조금이라도 그 의심이 있는 경우는 뇌사 판정의 대상으로 삼지 않는다. 또 치료의 일환으로서 사용하는 중추 신경 억제제, 근이완제 등에서도 같은 증상이 생기는 경우가 있으므로 주의할 필요가 있다. 특히 최근에는 수면약인 바르비투레이트(Barbiturate)를 다량으로 사용하는 치료법이 도입되고 있으므로 이 경우도 주의를 요한다.

뇌의 산소 소비량을 억제하기 위해 저체온 마취가 행해지고 있는 것으로부터도 알 수 있듯이, 체온이 낮은 경우는 뇌의 저항력이 보통의 체온 때보다 훨씬 강해진다. 따라서 체온이 32℃ 이하인 경우는 뇌사 판정의 대상에서 제외하지 않으면 안된다. 또 요독증(尿毒症)에 수반되는 뇌증상이나 간장의 장해(급성 간염 등)에 의한 혼수 등도 회복이 기대되는 경우가 있으므로 역시 판정 대상에서 제외한다. 이들은 대상 사례에 관한 규약으로부터도 당연히 제외되고 있는 것이기도 하다.

어린 아이나 뇌사와 같은 상태로 될 수 있는 증상의 예를 뇌사 판정의 대상에서 제외하는 것은 어느 경우에도 뇌의 기능이 회복될 가능성이 남아 있을 경우가 있기 때문이다. 조금이라도 나을 희망이 있는 경우는 뇌사의 판정을 하지 않는다는 것이 판정 기준의 중요한 전제이다.

자발 호흡이 있는가?(생명 징후)

임상에 있어서 지금까지 죽음의 판정은 '죽음의 세 가지 징후, 즉 호흡 정지, 심박 정지, 동공 산대-대광 반사 소실'을 바탕으로 행해져 왔다. 그러나 이 세 가지 징후도 법의학(法醫學)계라면 몰라도 일반인에게는 뇌사 문제가 떠들썩해지기 시작하면서 다시 부각된 것이다. 그렇다면 뇌사의 판정은 구체적으로 무엇을 실마리로 하여 내려지게 되는 것일까?

'죽음의 세 가지 징후'를 뒤집어 말하면, 호흡, 심장의 박동 그리고 뇌의 기능이 있다는 것을 '삶의 징후'라고 말할 수 있다. 이 중에서 뇌의 기능에 대해서는 신경 증상으로서 독립하여 다루어지는 일이 많으므로 보통 '삶의 징후'라고 말하면 호흡, 맥박(심박)의 두 가지이다.

그러나 보통의 생명 징후(Vital Sign)라고 불리는 것은 호흡, 맥박 및 혈압을 가리키는데 경우에 따라서는 체온도 포함된다. 뇌사의 판정에서도 이 '삶의 징후'가 실마리가 되며, 그 중에서도 호흡, 즉 자발 호흡의 유무에 비중이 제일 크다. 또 호흡은 많은 뇌간의 기능 중에서도 가장 대표적인 기능이라고 해도 될 것이다(그림 6-1).

물론, 혈압이나 심박 상태를 아는 일은 중요하다. 일반적으로 자발 호흡이 정지하면 급격히 혈압이 내려가는 일이 많다. 그

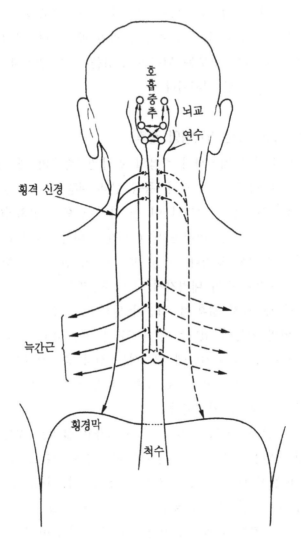

〈그림 6-1〉 호흡 운동을 지배하는 뇌간의 기능. 호흡
　　　　운동은 무의식중에 뇌의 호흡 중추로부터 나
　　　　오는 율동적인 자극에 의해 영위되고 있다

러나 최근에는 뇌사 상태에 빠질 만한 중증인 증상에 대해서는 혈압을 유지하는 처치(승압약)가 취해지는 일이 많기 때문에 혈압이 그다지 내려가지 않는 일도 있다. 조사 결과에 의하면 뇌사 상태에 빠졌을 때에 저혈압이었던 증상은 약 절반 정도의 수였다. 또 심장의 박동은 뇌의 컨트롤을 받고 있을 뿐만 아니라, 심장 자체에도 자동적으로 심장을 활동하게 하는 능력을 지니고 있으므로 심박의 유무로써 뇌의 기능이 상실되어 있는지, 어떤지를 판정하는 것은 적합하지 않다(그림 6-2). '삶의 징후' 중에서 이렇게 하여 남겨진 유력한 실마리, 자발 호흡의 유무의 판정은 그리 쉬운 것이 아니지만 '무호흡 테스트'에 의해 확인된다.

뇌사 판정의 대상이 되는 사람은 자력으로 호흡을 할 수 없기 때문에 당연한 일이지만 인공호흡기로써 기계적으로 호흡이 유지되어 충분한 산소가 공급되고 있다. 이 경우 혈액 속의 이산화탄소의 농도가 자연히 저하하여, 뇌의 호흡 중추를 자극하는 일이 없이 회복 가능성이 있는 자발 호흡의 출현을 억제해 버릴 우려가 있다. 그 때문에 이 인공호흡기를 어느 시간 떼어 놓고 자력으로 호흡할 능력이 있는지, 없는지를 다시 조사하는 것이 무호흡 테스트이다.

우선 10분 간 산소를 정상량으로 공급하여 인공호흡을 하고, 혈액 속의 이산화탄소의 양이 정상 범위(35~45㎜Hg인 분압)에 있게 한 다음 인공호흡기를 3분 간 정지시켜, 그 동안에 자발 호흡이 일어나지 않는지 어떤지를 확인한다. 이산화탄소량을 일정하게 유지하는 것은 호흡에는 산소가 필요한 것은 물론이지만 이산화탄소의 일정량도 필요하기 때문이다. 즉 혈액 속의

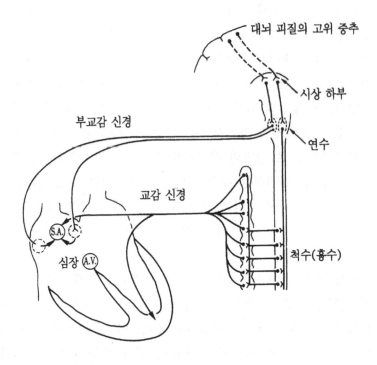

〈그림 6-2〉 심장 박동의 메커니즘. 심박동은 자동성이다. SA 및
　　　　　AV의 두 결절(結節)이 그 자동성 흥분의 발생과 전달에
　　　　　관계하고 있다. 다만 필요에 따라 그 리듬은 중추 신경의
　　　　　미묘한 컨트롤을 받고 있다

이산화탄소의 양이 낮으면, 앞에서 말했듯이 호흡 중추를 자극
할 수 없어 자발적인 호흡 운동이 나타나지 않는다. 따라서 이
테스트에 즈음해서는 혈액 가스의 분석을 빼놓을 수 없다.

뇌가 죽으면 반응하지 않는다(신경 증상)

'아무리 불러도 전혀 반응이 없다. 핀으로 얼굴을 찔러도 얼굴을 찡그리지 않는다.' 전문가가 아니라도 할 수 있는 간단한 테스트이지만 이것이 뇌사 판정의 하나의 기둥인 깊은 혼수상태를 확인하는 방법이다. 뇌사 판정의 대상이 되는 사람은 당연히 의식이 없는 상태에 있다. 그러나 정말로 외부의 자극에 대해 반응이 없는가를 다시 확인하지 않으면 안 된다. 하버드의 기준에서는 무호흡, 무반사, 무반응이라는 표현으로 되어 있다. 이것은 일반적인 뇌사판정의 3무(無) 조건이라고 해도 될 것이다. 의식 장해(혼수)의 정도를 분류하는 데는 몇 가지 방법이 있는데 전문가가 아니라도 비교적 쉽게 객관적인 판단을 할 수 있고 또 실제적인 분류 방법으로서 III-3방식(3-3-9도 방식, 최근에는 Japan Coma Scale이라고 불린다)과 글라스고우 코마 스케일(Glasgow Coma Scale)이 있다(표 6-1). 뇌사로 판정하는 데는 III-3방식에서는 300, 글라스고우 코마 스케일에서는 EMV 스코어 3이라야 한다. 통증 자극에 대해서는 전혀 반응하지 않는 것이 뇌사의 조건이다. 얼굴에 자극을 주는 것은 목부터 아래를 자극했을 경우 뇌는 죽어 있어도 척수 반사에 의한 반응이 일어나는 일이 있기 때문이다.

종래의 죽음의 판정에서 하는 눈의 동공 상태를 조사하는 것은 뇌사의 판정에서 빼놓을 수 없다. 뇌사 상태에서는 동공의 지름이 좌우가 모두 4㎜ 이상이고, 빛을 쬐어도 그 지름이 바뀌지 않는 것을 확인한다. 정상에서는 눈에 빛을 쬐면 그 자극이 뇌간에 이르고, 다시 동공을 지배하는 신경을 통해서 축동(縮瞳)이 일어난다(그림 6-3). 따라서 뇌간이 침범되면 동공은 계속 열려진 채로 되고 빛을 쬐어도 축소하지 않는다. 이와 같이 동공 반사는 뇌간 기능의 중요한 지표이다.

〈표 6-1〉 Ⅲ-3식에 의한 의식 장해의 분류(상)와 글라스고우 코마스케일에
의한 분류(하)
주) EMV스코어(반응의 합계점)는 3~15분으로 나누어진다

Ⅲ. 자극(Noxious Stimuli)에 대해 각성하지 못하는 상태(Deep Coma, Coma, Semi Coma) 　　300: 통증 자극에 반응하지 않는다. 　　200: 통증 자극에 대해 손발을 움직이거나 얼굴을 찡그리거나 한다. 　　100: 통증 자극에 대해 거부하는 운동을 한다. Ⅱ. 자극(Verbal Stimuli)이 없어지면 잠드는 상태(Lethargy, Hypersomnia, Somnolence, Draowsiness) 　　30: 되풀이하여 부르면 가까스로 눈을 뜬다. 　　20: 간단한 명령에 대응한다. 　　10: 합목적인 운동을 하고 말도 나오지만 틀리는 것이 많다. Ⅰ. 자극이 없어도 각성하고 있는 상태 　　3: 자기 이름, 생년월일을 말하지 못한다. 　　2: 방향 식별에 장해가 있다. 　　1: 맑다고는 할 수 없다. 　　0: 맑다.
E. 개안(開眼, Eye-Opening) 　　4: 자발적(Spontaneous) 　　3: 말에 의해서(to Speech) 　　2: 통증 자극에 의해서(to Pain) 　　1: 없다(None) M. 운동 반응자극(Best Motor Response) 　　6: 명령에 순종(Obeying) 　　5: 거부한다(Localizing) 　　4: 도피적 굴곡(Withdrawal Flexing) 　　3: 이상 굴곡(Abnormal Flexing) 　　2: 확장 한다(Extending) 　　1: 없다(None) V. 언어성 반응(Best Verbal Response) 　　5: 방향 식별에 장해가 있다(Orientated) 　　4: 착란 상태(Confused) 　　3: 부적당(Inappropriate) 　　2: 이해하지 못한다(Incomprehensible) 　　1: 없다(None)

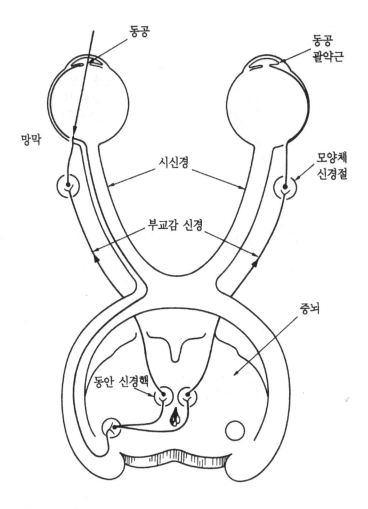

〈그림 6-3〉 대광 반사의 메커니즘. 망막으로 빛이 들어가면 그 자
극은 시신경을 거쳐 중뇌의 동안 신경핵(動眼神經核)에 도
달한다. 여기서부터 모양체 신경절(부교감 신경)을 거쳐 동
공 괄약근(瞳孔括約筋)에 다다르고, 동공의 지름이 축소한다

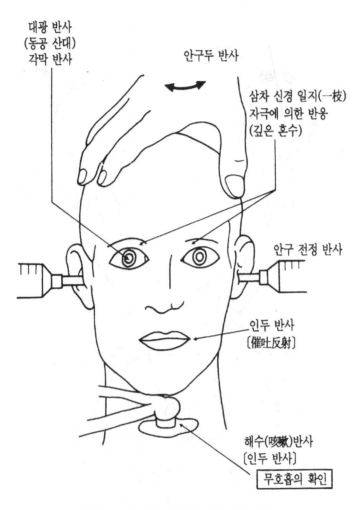

대광 반사
(동공 산대)
각막 반사

안구두 반사

삼차 신경 일지(一枝)
자극에 의한 반응
(깊은 혼수)

안구 전정 반사

인두 반사
〔催吐反射〕

해수(咳嗽)반사
〔인두 반사〕

무호흡의 확인

〈그림 6-4〉 뇌사 판정의 각종 검사 방법

　뇌사의 정의는 '뇌간을 포함한 모든 뇌의 불가역적 기능 정지'였다. 뇌중에서도 뇌간은 가장 기본적인 생명 활동을 관장하는 곳이므로 뇌사의 판정에 즈음해서는 뇌간의 기능을 정확하게 점검해야 한다. 그것이 '뇌간 반사 소실'의 확인이다. 뇌간 반사는 몇 가지가 있으며(6-7 후반부의 8~13까지 항목), 만일 하나라도 뇌간 반사가 남아 있으면 뇌사라는 판정은 부정된다.

앞에서 말한 동공의 빛에 대한 반응도 그것의 하나이며, 또 눈의 각막을 자극하면 눈을 감는 반응(각막 반사), 머리를 갑자기 좌우로 돌리면 안구가 머리의 운동 방향과는 반대쪽으로 쏠리는 반응(眼球頭反射, 인형의 눈과 같은 현상) 등이 있다. 또 목 뒤의 벽을 자극하면 뱉어 내는 따위의 행동이 일어나고(咽頭反射), 기관 속을 자극하면 기침이 나고(咳反射), 또 목에 자극을 주면 양쪽 눈의 동공이 벌어지고, 귓구멍으로부터 찬물을 부어 넣으면 안구가 움직이는(前庭反射) 등 검사할 항목이 많다(그림 6-4).

빼놓을 수 없는 뇌파 검사(보조 검사)

사람의 뇌에는 100억 개 이상의 뇌신경 세포가 있고, 그것이 복잡하게 뒤얽혀 활동하고 있다. 그 활동은 전기 신호의 흐름으로 모두 합쳐도 1만 분의 1볼트 정도의 미약한 전기 활동이지만 머리 표면에 전극을 설치함으로써 그 변화를 증폭하여 포착할 수가 있다. 이 '뇌파'는 사람이나 동물의 뇌의 활동 상태(정확하게는 대뇌의 활동)를 직접 눈에 보이는 형태로, 또 시시각각으로 포착할 수 있는 거의 유일한 수단이다.

뇌파는 사람이 활발하게 활동하고 있을 때와 안정하고 있을 때 나타나는 방법이 다르다. 활동 때에는 14~34헤르츠의 베타파, 안정해 있을 때는 8~13헤르츠의 알파파가 된다. 잠이 들면 더욱 느릿한 파동이 되는데, 그 형식에 따라 얕은 잠(시타파),

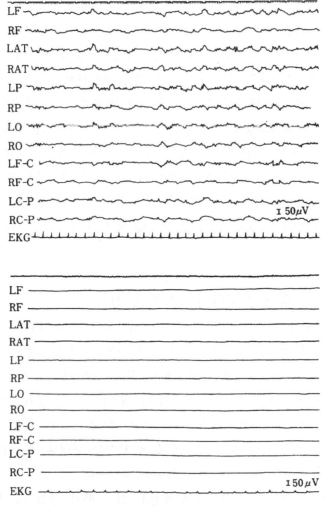

〈그림 6-5〉 자발 호흡이 유지되고 있는 단계에서의 거미막 하출
혈 환자의 뇌파(상)와 뇌사 상태가 된 단계에서의 같
은 환자의 평탄 뇌파(하)

깊은 잠(델타파) 또는 꿈을 꿀 때(REM 수명)로 구별할 수 있다.

뇌파는 뇌세포의 활동의 표현이기 때문에 뇌의 기능이 정지하면 뇌파도 나타나지 않게 되고, 오실로그래프 또는 기록지 위에는 평탄한 선밖에 나오지 않는다. 이른바 '평탄 뇌파'라고 불리는 것이 이것이다(그림 6-5).

뇌사의 판정에 즈음해서는 이 뇌파 소견이 하나의 기준이 된다. 지금까지 설명한 네 가지 판정 기준—① 깊은 혼수 ② 자발 호흡의 소실 ③ 동공의 고정 ④ 뇌간 반사의 소실—의 모두에서 뇌사 상태가 확인되고, 또한 뇌파를 측정하여 뇌파 활동이 정지되어 있을 것, 즉 '평탄 뇌파'로 되어 있는 것을 확인한다.

뇌파를 검출하기 위한 전극의 부착 방법에는 전극의 수와 전극을 부착하는 위치에 따라 여러 가지 방법이 있지만 뇌사 판정에 즈음해서는 적어도 네 군데에 전극을 부착하여 넓게 대뇌를 커버해야만 한다. 그리고 30분간을 연속적으로 기록하고, 다시 6시간 후에도 같은 조건으로 기록할 필요가 있다. 또 뇌파 기록 중에 바늘로 찌르는 등의 강한 통증의 자극을 주어, 뇌파에 변화가 없는지를 조사하는 것도 빼놓을 수 없다.

뇌파는 뇌의 활동 정지를 객관적으로 파악하는 유력한 실마리이다. 그러나 우리의 경험에서 일정한 시간 뇌파가 평탄해졌다가 다시 뇌파 활동이 부활한 예가 적기는 하지만 있었고(4-3 후반부 참조), 본래 두피(頭皮) 위로부터 기록되는 뇌파는 직접적으로는 대뇌의 활동을 표현하고 있다. 평탄 뇌파는 '대뇌의 죽음'의 판정에서 가장 유력한 객관적 지표가 되기는 하지만, 대뇌 깊숙이 있는 '뇌간의 죽음'을 직접 가리키는 것은 아니다. 뇌파 검사를 생략하고 있는 기준도 흔하다. 특히 뇌간사(腦幹死)

의 개념을 채용하고 있는 영국에서는 뇌파 소견을 문제로 삼지 않는다.

하지만 뇌파 검사의 중요성에는 변함이 없다. 여러 번 말했듯이 뇌사는 뇌간을 포함하는 모든 뇌의 죽음을 의미하는 것이기 때문에 뇌사의 판정에 임해서는 뇌간의 활동뿐 아니라 대뇌의 기능이 상실되어 있는 것을 확인하지 않으면 안 된다. 다른 모든 뇌사의 판정 기준이 뇌사 상태를 가리키고 있더라도 뇌파 활동이 조금이라도 남아 있는 것이 인정되면 모든 뇌가 죽었다고는 결코 결론지을 수 없다.

즉, 뇌파만으로써 뇌사를 판정할 수는 없지만 뇌파가 대뇌 활동의 객관적인 기록이며 더욱이 뇌파계가 널리 보급되어 비교적 쉽게 안정된 기록이 얻어질 수 있는 데서부터 뇌사의 판정에 즈음해서는 반드시 해야 할 검사이다. 피험자에게 주는 영향도 적고 병실에서도 수시로 더욱이 연속적으로 기록할 수 있는 특징이 있다. 모름지기 중증인 뇌장해 증상을 치료하고 있으면 뇌사의 판정과는 무관하더라도 당연히 뇌파 등은 반복하여 검사해야 하는 항목에 포함된다. 그러나 반대로 뇌파 소견을 중시하는 나머지, 평탄 뇌파가 기록되면 그것만으로써 곧 뇌사라고 판정하는 따위의 오류를 결코 범해서는 안 된다. 바꿔 말하면, 뇌파 검사는 어디까지나 보조 검사이고 결코 확인 검사라고 불러서는 안 된다. 현재로는 이만큼 편리한 만능 검사법은 없다.

이상을 정리하면 다음과 같다.

■ 한 가지라도 인정되면 뇌사가 부정되는 것

1. Ⅲ-3방식에서 200 이하인 의식 상태

2. 글라스고우 코마 스케일에서 EMV스코어가 4 이상인 의식 상태

3. 자발 운동

4. 안면의 통증 자극에 대한 반응

5. 대광 반사

6. 뇌를 제외한 경직, 피질을 제외한 경직

7. 경련

8. 각막 반사(8이하 13까지의 뇌간 반사)

9. 안구두 반사

10. 전정 반사

11. 인두 반사

12. 기침 반사

13. 모양 척수 반사

■ 뇌사에서는 90% 이상으로 소실되지만, 뇌사 판정상의 절대적 필요조건이 아닌 것

1. 흉부 이하의 통증 자극에 대한 반응

2. 심부 반사

3. 피부 표재 반사(皮膚表在反射)

4. 병적(病的) 반사

이들 반사는 뇌사 판정, 의식 장해 정도의 분류 등에 즈음하여 임상상 빠지기 쉬운 과오의 원인이 되므로 특히 주의를 요한다. 실제로 뇌사 상태에서도 사지를 자극하면 척수 반사에 의해 마치 의식이 있는 것처럼 손발이 움직이는 일이 있다. 따라서 뇌사 판정에는 안면을 자극하여 반응을 보아야 한다는 것은 앞에서도 말했다.

기준 이외의 실마리—그 밖의 보조 검사

뇌파와 흡사한 전기 활동을 파악하는 방법에 '뇌간 유발 반응(腦幹誘發反應)'이 있다. 전기 자극이나 소리의 자극을 주어, 그 자극에 의해 일으켜지는 뇌간의 전위[誘發電位]를 두피 위에서 기록하는 것이다. 말하자면 뇌간의 뇌파라고 해도 될 것이다. 뇌사의 경우, 이 유발 전위도 사라지고 나타나지 않는다. 그러나 아직 검사 장치가 널리 보급되어 있지 않는데다, 기록된 소견의 분석도 다 해명되어 있지 않다. 또 뇌사 상태 이외의 혼수상태에서도 같은 이상이 나타나는 일이 있다. 따라서 뇌사의 보조적인 진단법으로는 도움이 되지만 현재로서는 판단에 즈음하여 반드시 해야 할 필요는 없다.

뇌세포는 산소 결핍에 대해 신체의 세포 중에서는 가장 저항력이 약하다. 뇌로의 혈류가 5~10분만 멎으면 장해가 일어나고, 30분 이상 정지하면 산소부족으로 뇌세포가 죽어 버리고 되살아나지 않는다. 또 뇌장해로부터 뇌사에 이르는 과정(그림 2-2) 중에서 뇌 순환 부전(정지)이 중요한 포인트로 되어 있다. 그러므로 뇌의 혈액 순환이 정지해 있는지 어떤지를 조사하는 것은 뇌사 판정의 실마리가 된다. 이것을 위한 구체적인 방법으로는 뇌질환의 진단 방법으로 널리 사용되고 있는 뇌혈관 촬영, X선 CT(Computer Tomography), 방사성 동위원소에 의한 뇌 순환 측정법 또는 최근에 주목되기 시작한 양전자 CT와 초음파 뇌혈류 검사법 등이 있다. 참고로 뇌혈관 촬영에 의한 뇌혈관의 비조영소견(非造影所見, non Filling Phenomenon, 〈그림 6-6〉)은 뇌파학회의 기준에 참고 조건으로 채용되고 있다.

이들 방법은 해마다 개량되어, 뇌의 순환을 측정하는 정확도가 높아지고는 있으나 아직 확실성이나 간편성에 문제가 있고, 또 특별한 장치가 필요한 점도 있어 현재로는 뇌사 판정의 보편적인 기준으로는 되기 어렵다. 다만, CT검사는 피험자에게 주는 영향도 적고 중증인 뇌장해에 대해서는 아마 거듭하여 시행하는 일이 많다. 따라서 만일 CT에서 뇌의 두드러진 부종이나 정상적인 뇌구조가 찌그러져 있는 '뇌 탐포네이드(Brain Tamponade)'의 소견이 얻어진다면 판정상 유용하다(그림 6-7).

뇌 속에서의 물질의 변화―뇌의 대사는 뇌의 순환이 멎고 혈류가 정지된 뇌사 상태에서는 극단으로 저하한다. 이 뇌의 대사도 앞서 말한 양전자 CT나 자기 공명 화상(磁氣共鳴畫像, MRI) 등에 의해 정확하게 포착할 수 있게 되었으나, 현재로서는 아직 뇌사의 판정 기준으로 채택되기까지에는 이르지 못하고 있다. 이들 외에도 뇌사의 객관적 판정법을 찾아 수많은 검사법이 시도되고 있지만, 역시 기준으로 채용할 만한 훌륭한 검사는 보이지 않는다.

이처럼 뇌사를 판정하는 데에 참고가 되는 검사는 판정 기준 이외의 항목에도 많이 있으나 어느 때, 어디서나 일반 의사가 뇌사 판정을 할 수 있기 위한 기준으로는 아직 문제가 남아 있

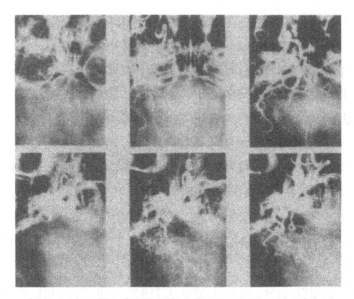

〈그림 6-6〉 뇌혈관 촬영에 의한 뇌혈관의 비조영 소견. 내경 뇌
동맥혹(內經腦動脈瘤) 파열의 증상 예. 시술 전과 후
(3월 23일, 29일)의 소견에서는 뇌혈관이 훌륭하게
조영되어 있다. 그러나 뇌사 상태(4월 1일)에서는
비조영 소견을 나타내고 있다. 단, 두개 표면의 혈
관은 나타나 있다. 상단은 측면의 모습, 하단은 앞
뒤의 모습

다. 사실 독일 퀼른에서 열린 국제신경외상회의(國際神經外傷會議,
1986. 5)의 뇌사 심포지엄에서는 뇌간 유발 반응이나 초음파 뇌
혈류 측정법 등의 응용에 대한 많은 보고가 있었다. 그러나 어
느 것도 아직 공식으로 판정 기준 속에 도입하기에는 이르다고
생각되어, 결국 제3세대의 기준으로서는 최근의 각국의 기준이
대표적인 것으로 되어 있다. 그러나 검사 방법과 장치는 항상
개량되고 보급되어 가기 때문에 이들 보조 검사의 어떤 것은

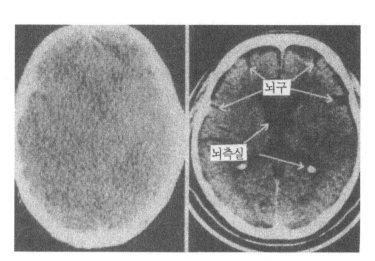

〈그림 6-7〉 왼쪽은 뇌 무산소증에 의한 뇌사 예의 CT 소견. 뇌는 전체적으로 탱탱하게 부어올라 부종이 심하여 전형적인 뇌 탐포네이드의 모습을 하고 있다. 오른쪽 정상 모습과 대비하면 그 차이를 잘 알 수 있다

장래 기준으로서 채용될 가능성이 남아 있다.

또 전국의 조사 결과, 혈액 속의 산소 및 이산화탄소의 농도 측정, 전정 반사 검사, 뇌간 유발 반응, 뇌혈관 촬영, 뇌 순환 측정, CT검사, 두개내압 측정 등은 모두 실시율이 30% 이하인 것으로 판명되었다. 이들 중에는 피험자에게 주는 부담이 커서, 주치의의 판단에 의해 실시되고 있지 않는 것도 포함되어 있는 것으로 생각된다. 또 검사 설비가 없는 시설도 있는 것 같다. 따라서 새 기준의 작성에는 일본의 이들 현상을 충분히 고려한 후에, 억지로 혈액 가스 분석 및 진정 반사 검사를 필수 검사 항목으로 도입했다. 전자는 인공호흡기를 갖추고 있는 정도의 시설이라면 당연히 실시 가능하다고 생각되며, 후자는 뇌간 반

사의 중요성을 높이 평가했기 때문이다. 또 CT검사는 뇌사의
판정 목적에는 사용되는 일이 적더라도 중증 뇌장해의 진료에
는 오늘날 불가결한 검사라고 생각되기 때문에 전제 조건으로
CT소견을 확인하는 것이 필수 조건으로 되어 있다.

어떻든 간에, 뇌사 판정의 기본은 어디까지나 생명 징후와
신경 증상으로서 그것에 어떤 보조 검사를 기준으로 도입하려
면 우선 피험자에게 주는 부담이 최소한이고, 더욱이 그 소견
의 신뢰성이 높다는 조건을 충족시키지 않으면 안 된다. 따라
서 앞에서 말한 각종 보조 검사는 현재로서는 뇌파 이외는 어
디까지나 참고로 하는 정도이다. 이들 소견이 없으면 정확한
뇌사 판정을 할 수 없다는 것은 결코 아니다. 다만 장래의 진
보에 의해 보다 나은 보조 검사가 도입될 가능성은 충분히 생
각할 수 있다.

주의에 주의를 거듭하라

뇌사의 판정은 만에 하나라도 오류가 허용되지 않는다. 특히
뇌사 상태로써 개체의 죽음이라고 생각한다면 더욱 그러하다.
일본 후생성연구반의 판정 기준은 정말로 확실한 항목만을 집
약하여 6장에서 검토해 온 다섯 가지 항목(깊은 혼수, 자발 호흡
의 소실, 동공의 고정, 뇌간 반사의 소실, 평탄 뇌파의 확인)을 결정
했지만, 그래도 더욱 주의에 주의를 거듭하는 자세가 요망된다.
그러기 위해 중요한 역할을 하는 것이 '시간 경과'에 대한 생각
이다.

'뇌사 판정의 다섯 가지 기준이 모두 충족된 다음, 6시간의
경과를 관찰해 보고 변화가 없다는 것을 확인할 것' 이것이 이

번 기준에서 '시간'에 대한 구체적인 내용이다. 물론 이와 같은 죽음과 싸우고 있는 시기의 환자에 대해서는 이 6시간을 방치하는 것은 아니며, 당연한 일이지만 보다 많은 집중 치료의 대상으로서 계속적으로 관찰될 것이다(〈그림 8-2〉 참조).

다섯 개의 항목의 판정 기준을 완전히 만족시키고, 그 후 6시간 관찰을 계속하여 만일 이 관찰 기간 중에 어떠한 변화 예컨대 뇌파의 부활이 있었다가 그것이 10분 간 다시 사라졌다고 하면, 이 시점부터 다시 6시간의 관찰을 하는 것이다. 이 관찰 기간 중 의사는 대상 환자를 계속 관찰하고, 계속적 또는 단속적으로 할 수 있는 검사는 되풀이하여 실시하게 된다. 즉 뇌사의 판정에 요하는 시간은 점이 아니라 길이가 있는 선인 것이다.

과거에 뇌사에 가까운 상태로부터 회복한 예가 없지 않다. 벤탈들은 1961년 뇌염에 의해 28일 간 뇌파가 소실(평탄 뇌파)했는데도 불구하고, 그 후 완전히 회복한 예를 보고하고 있다. 그러나 이 예에서는 뇌파가 사라졌을 뿐, 다른 판정 기준에 포함되어 있는 검사를 모조리 하여, 그것이 뇌사에 가까운 상태로부터 회복까지의 시간이 짧고, 6시간이라고 하는 계속 관찰 시간이 있었다면 뇌사의 최종 판단을 내려도 절대로 틀림이 없다.

우리의 경험으로는 뇌파 이외의 다른 판정 기준을 모조리 만족하고 있는 경우, 적어도 한 시간 이상 뇌파가 소실되면 소생할 가능성이 전혀 없다고 말할 수 있다. 따라서 6시간의 관찰 시간은 6배의 안정성을 갖는다고 생각해도 좋을 것이다.

그러나 뇌사 판정의 대상으로부터 제외하는 증상을 예로든 데서 말했듯이, 아이나 약물 중독의 경우에는 뇌사에 가까운 상태에 빠지고 나서도 회복할 가능성이 제로인 것은 아니다

(8-1). 그래서 6세 미만의 아이를 판정 대상에서 제외한 셈인데, 6세라는 나이로 기계적으로 분류할 수 있을 리가 없다. 6세 이상에서 판정 대상이 된 아이는 주치의의 판단에 의해 성인보다 긴 관찰 시간이 필요하게 된다. 또 심장병 등에 기인하는 2차성 뇌장해의 경우도 필요에 따라 6시간 이상의 관찰 시간을 취해야 할 것이다.

요컨대 다섯 가지 항목의 기준이 모두 충족된 후의 6시간이라는 관찰 시간은 절대로 필요한 최단 시간으로서 충분한 관찰을 계속하여, 그런 다음에 최종 판단을 하는 자세가 필요하다.

결국, 일본의 새로운 뇌사 판정 기준은 앞에서든 다섯 가지 검사 항목에다 6시간의 관찰 시간의 항목을 첨가한 여섯 항목이 된다. 그것을 다시 정리해 두기로 한다.

① 깊은 혼수 ② 자발 호흡이 소실 ③ 동공의 고정
④ 뇌간 반사의 소실 ⑤ 평탄 뇌파 ⑥ 시간 경과이다.

다만, 여기에서 새삼 강조해 두고 싶은 것은 각각의 기준을 그저 이와 같은 기준 항목만으로 비교하고 비판하는 것은 매우 무책임하다고 생각된다. 후생성의 기준에 대해서도 비판하는 것은 매우 무책임하다고 생각된다. 후생성의 기준에 대해서도 그 보고서의 전문을 읽고 나서 생각해야 할 것이다. 기준 항목 이외에 각각의 기준을 작성하기에 이른 사고방식과 그 근거 등을 충분히 이해하고서가 아니면 골격만을 아무리 들추어 본들 극히 표면적인 논의에 그치고 마는 것이다.

판정자는 두 사람 이상의 의사

뇌사의 판정은 누가 할까? 그것은 종전의 죽음의 판정자가 그러하듯이 의사이다. 이 판정에 임하는 의사에게는 특정 자격이 필요 하지 않을 것으로 생각된다. 그러나 많은 판정 기준 가운데는 판정 의사의 자격을 정해 놓고 있는 경우도 있다. 확실히 의사 면허증을 가진 의사 모두가 뇌사 판정에 경험이 있는 것은 아니기 때문에 뇌사 판정에는 충분한 경험이 있고, 또 이식과 관계가 없는 적어도 두 사람 이상의 의사가 판정하는 것이 바람직하다. 뇌사에 대한 경험이 풍부하다고 한다면 뇌외과, 신경내과, 마취과 또는 구급 전문의라고 하게 되는데, 과나 소속을 가리지 않고 뇌사 판정에 경험이 있는 것을 중시하고 싶다.

이식의 관계가 없다고 하는 것은 뇌사의 판정을 좋아하든 싫어하든 간에 장기이식과 관계될 가능성이 있기 때문에, 장기 제공자의 출현을 기대하기 쉬운 이식 관계 의사는 판정자에서 제외해야 할 것이다. 두 사람 이상이라고 한 것은 새삼 설명할 필요도 없이 중립성과 확실성을 높이기 위해서이다.

이러한 판정자의 조건에 대해, 의사에 따라 판정 능력에 차이가 없느냐고 하는 의문을 갖는 사람이 있을지 모른다. 확실히 뇌사의 증상을 진료한 적이 없는 의사로서는 판정이 곤란할 것이다. 그 점으로 말하면 특별한 자격이 필요하지 않다고는 하지만 모든 의사가 판정할 수 있다고는 말할 수 없다.

그러나 본래 뇌사의 의학은 중증의 뇌장해를 구하기 위한 치료에도 불구하고 효과 없이 뇌사 상태가 되었다는 데서부터 시작하고 있다. 즉 환자를 구하려고 하는 의사 본래의 목적에서부터 출발하고 있는 것으로 뇌사가 된 상태에서부터 시작되는 것은 아니다. 바꿔 말하면 뇌사 판정만의 경험을 쌓는 따위의 경우는 생각할 수가 없다. 뇌사 판정은 원인이 되는 질환의 치료 행위에 수반되는 것이므로, 각각의 분야에서 널리 임상 경험을 쌓는 것이 판정자로서의 필요조건의 배경이 된다. 젊은 의사라도 연수 기간 중에 구급 의학을 공부하고, 그 동안에 몇 가지 증상의 뇌사 환자를 경험하면 충분히 판정할 수 있게 될 것이 틀림없다.

7장
나라에 따라 다른 판정기준의 차이

세계적인 통일 기준은 없다

하버드대학의 뇌사 판정 기준(4-3) 이래 현재까지, 각국에서 여러 가지 뇌사 판정 기준이 발표되어 있다. 같은 뇌사 상태의 판정을 목적으로 한 기준이기 때문에 어느 것도 하버드대학의 기준과 본질적인 차이가 없는 것은 당연하지만 세밀하게 살펴보면 미묘한 차이가 있어, 역시 같은 뇌사 상태의 판정을 목표로 하면서도 아직껏 그 기준이 세계적으로 통일되지 못하고 있는 것도 각 방면으로부터 지적되고 있다.

이와 같은 차이는 뇌사의 개념에 대한 사고방식을 비롯하여 세부적으로는 대상의 범위, 신경 증상이나 보조 검사로 무엇을 중시하느냐는 등에 바탕하며, 어떤 의미에서는 민족성이나 사회의 의식을 포함한 심오한 사상(思想)과도 무관하지 않다. 그런 만큼 표현적인 기준의 차이만을 들어 비교하는 데는 신중한 자세가 필요하다. 그러나 아직 세계적인 통일 기준이 없다는 것이 뇌사에 대한 일반인들의 온갖 오해와 논의를 불러오게 하는 원인의 하나라는 것은 부정할 수 없는 사실이다.

물론, 뇌사 상태를 개체의 죽음으로 인정할 것인지의 여부에 대해서는 법률적, 사회적, 종교적 관점으로 보아 나라에 따라 다른 것은 어쩔 수 없다. 하지만 그 전체가 되는 뇌사의 의학적 판정 기준이 각각 다른 것 역시 바람직하지 못하다. 하루빨리 국제적 공통 판정 기준이 정해지는 것이 바람직하다.

죽음의 개념에까지 들어선 미국의 판정 기준

하버드대학의 판정 기준(1968) 이래 뇌사 판정에 대한 역사가 오래된 미국에서는 미네소타대학의 기준(1971), NIH(미국국

립위생연구소)의 공동 연구(1977) 등을 거쳐 대통령위원회의 보고가 발표되었다(1981, 〈그림 4-3〉 참조).

위원회의 정식 호칭은 '아메리카합중국대통령 의학 및 생물의학, 행동과학 연구에 있어서의 윤리문제 검토 위원회'라는 것이었다. 그리고 판정 기준은 뇌사의 기준이 아니라 '죽음의 판정 기준(Determination of Death)'으로 되어 있고 그 내용은 다음과 같다.

A. 순환(혈액 순환) 및 호흡 기능이 불가역적으로 정지한 개인은 사망한 것으로 한다.

　① 기능의 정지는 타당한 의학적 진찰 및 검사에 의해 판정한다.

　② 불가역성의 판정은 타당한 관찰 및(또는) 치료 기간을 두어도 기능이 지속적으로 정지해 있는 것에 의해 판정한다.

B. 뇌간을 포함하는 뇌 전체의 모든 기능이 불가역적으로 정지한 개인은 사망한 것으로 한다.

　① 기능의 정지는 아래의 소견이 명확해졌을 시기로 한다.

　　a. 대뇌 기능의 소실

　　b. 뇌간 기능의 소실

　② 불가역성의 판정은 아래의 소견이 명확해졌을 시기로 한다.

　　a. 혼수의 원인이 확정되고, 이것에 의해 뇌 기능의 장해가 일어났다고 하는 충분한 근거가 있을 것.

　　b. 모든 기능에 대해 개선의 가망이 없을 것.

　　c. 모든 기능의 정지는 타당한 관찰 및 치료 기간에 걸쳐 있을 것.

※ 주의 사항: 아래의 상태가 있을 때는 충분한 주의가 필요하다.

108

ⓐ 약물 및 대사성 중독 ⓑ 저체온 ⓒ 소아 ⓓ 쇼크

이들 기준 중 A는 종전의 죽음의 판정법에 대응하는 것이며 종전의 세 가지 징후로써 판정이 가능하다. 후반의 B가 뇌사의 판정 기준이며, 더불어 뇌사까지도 포함하여 개인의 죽음의 판정 기준을 내세운 점에 특징이 있다.

이 위원회는 이 판정 기준을 토대로 미국변호사협회, 미국의 사회 및 주법(州法)통일 전국회의의 협력에 의해 '(1) 혈액 순환 및 호흡기능의 불가역적 정지 또는 (2) 뇌간을 포함하는 모든 기능의 불가역적 정지가 확인된 개인은 사망한 것으로 한다'고 하는 죽음의 판정에 관한 통일법을 전국적으로 사용하도록 주장하고 있다. 즉 일정한 판정 기준으로 인정되는 뇌사를 종전의 죽음(심장사)과 더불어 개체의 죽음으로서 다룰 것을 호소하고 있다.

미국의 30주(州) 이상이 이 법률을 채용했다고 하는데, 반드시 이 판정 기준에 의해 뇌사 자체는 정확하게 판정할 수 있다고 하더라도 그것을 곧 개체의 죽음과 결부시키는 데는 일부에서 아직 저항이 있다고 한다.

장기 이식 때는 재확인을—캐나다의 기준

캐나다에서는 하버드대학의 판정 기준이 발표된 뒤에 캐나다의 사회가 죽음의 판정 가이드라인을 발표(1968), 두 번의 개정을 거쳐 캐나다신경과학회의에 의해 최종적인 판정 기준(1986)이 만들어졌다. 그 내용은 미국의 기준과 흡사하며 첫머리에 뇌사의 판정은 경험이 있는 의사에 의해 널리 받아들여지고 있는 임상적인 판단이라고 말하고 있다.

■ 뇌사의 임상적 판정은 다음의 모든 조건을 만족한 경우에 할 수 있다.

① 뇌사의 원인이 확인되고, 그 가역성이 제외되어야 한다. 따라서 약물 중독, 대사 장해, 저체온, 쇼크, 신경-근차단제를 사용한 사람은 판정 대상에서 제외한다.

② 깊은 혼수로 신체의 어느 부위의 자극에 대해서도 뇌신경 영역에서 반응이 보이지 않을 것. 즉 경련, 불수의(不隨意) 운동, 제뇌경직(除腦硬直)-제피질경직(除皮質硬直, 목 부근을 꼬집으면 사지가 퍼졌다, 구부려졌다 하는 반응. 뇌간 기능이 남아 있다는 것을 뜻한다)이 있어서는 안 된다. 다만, 척수 반사는 있어도 된다.

③ 뇌간 반사(동공의 대광 반사 등)는 소실되어 있지 않으면 안 된다. 동공의 지름은 중간 정도 또는 고도로 산대되어 있을 것.

④ 이산화탄소 분압 50~55mmHg 이상의 조건에서 무호흡이 확인되지 않으면 안 된다.

⑤ 이상의 상태는 일정 시간 후에 재확인되어야 한다. 그 간격은 원질환에 따라 2~24시간을 필요로 하지만, 뇌 무산소증에 의한 경우는 최단 24시간을 요한다. 또 장기 이식을 위한 판정에 즈음해서는 지역의 법률에 의해 정해진 재확인 간격을 필요로 한다.

캐나다의 판정 기준에서는 장기 이식과 관계가 있는 판정일 경우는 재확인을 신중히 해야 한다고 명기하고 있는 점이 특징이라고 할 수 있다. 또 이 기준에서는 유아기, 아이, 젊은 나이의 사람에게도 이 지침을 적용할 수 있다고 하면서도 원인 질환을 모르거나 위의 조건을 모조리 검사할 수 없을 경우에는 정식 판정은 할 수 없다고 하고 있다.

뇌간사를 토대로 하는 영국의 기준

영국의 뇌사 판정 기준은 두 번에 걸쳐 왕립의학회의에 의해 발표(1976, 1979)되어 이 기준이 '이식용 시체 장기의 적출에 관한 실시 규칙'에 채용되어 있다(1980). 그리고 영국의사회의 책임에 의한 뇌사 판정 지침이 발표되었다(1982).

영국 판정의 특징은 '뇌간사(Brain Stem Death)'로써 뇌사로 하고 있는 점이다. 뇌간의 죽음은 가장 기본적인 생명 활동을 컨트롤하는 뇌간의 불가역적인 기능 정지를 뜻하는데 대뇌 등 모든 뇌의 죽음과는 다르다. 손상 범위도 다르고 두개 내의 생리적인 상태도 달라지게 된다.

이 입장으로부터 영국의 기준에서는 뇌사의 판정에 즈음하여 뇌파 검사는 필요하지 않다고 하고 있다. 두피 위로부터 기록되는 뇌파는 대뇌의 전기활동은 포착하지만 뇌간의 활동을 직접 포착한 것은 아니라고 하는 것이 그 이유이다. 뇌간의 기능이 상실되면 그 사람은 반드시 심정지에 이르지만 뇌간이 죽은 뒤 대뇌의 기능은 아직도 어느 기간 유지되는 경우가 있다. 영국 기준의 사고는 그와 같은 조만간에 상실될 대뇌의 활동은 무시해도 된다고 하는 사고방식이다.

이것에 대해 일본을 비롯한 미국, 독일 등의 많은 나라는 뇌간의 죽음뿐만 아니라 정신 활동 등 고차 신경 활동을 관장하는 대뇌의 기능이 회복 불능이 되어서야 비로소 뇌 전체의 죽음으로 판단하고, 그것으로써 뇌사로 하는 입장을 취하고 있다. 영국의 이 사고 방식은 세계적으로는 아직 소수파이기는 하지만 적어도 영국에서는 뇌간사의 개념이 확립되어 있는 듯하다.

또 영국의 기준에서는 무호흡 테스트의 방법이 확립되어 있어, 그것이 또 하나의 커다란 특징으로 되어 있다. 영국의 지침이 나오기까지는 자발 호흡의 유무를 확인하기 위한 인공호흡기를 떼어내는 시험은 새로이 뇌 무산소증을 일으킬 가능성이 있다고 하여, 판정 기준 가운데서도 명확한 지침이 만들어져 있지 않았다.

그것이 구체적으로 나오게 된 것은 우리의 판정 기준을 만드는 데에 크게 참고가 되었는데 그 요점은 다음과 같은 것이다.

① 검사 전에 100%의 산소로 10분 간 인공호흡을 계속한다.

② 혈액 속의 이산화탄소의 양이 40mmHg 이상인 것을 확인한다. 이산화탄소의 양을 늘리려면 호흡 횟수를 줄이든가, 인공호흡 정지 5분 전에 흡기 속에 5%의 이산화탄소를 첨가한다.

③ 이어서 10분 간 인공호흡을 중지하고, 자발 호흡이 일어나지 않는 것을 확인한다. 이 동안에 1분당 6리터의 100% 산소를 기관 내 튜브를 통해 집어넣는다.

그 밖 나라의 판정 기준

이 외에 많은 나라에서도 공적으로 뇌사의 판정 기준이 설정되어 있다. 독일에서는 연방의사회가 전뇌사(全腦死)를 뇌사로 하는 입장에서 판정 기준을 발표했다(1982). 그 내용은 미국, 일본의 기준과 큰 차이가 없으나 뇌파, 또는 혈관 촬영이 불가능한 경우에는 성인과 나이 많은 아이는 1차성 장해가 일어나고서부터 적어도 12시간, 2차성 장해의 발생으로부터 3일간의 관찰을 필요로 하고, 2세 이하의 유유아에서는 1차성 뇌장해라도 24시간의 관찰시간이 필요하다고 규정하고 있다.

북유럽 각국에서도 뇌사에 대한 연구가 오래 전부터 행해졌
으며, 핀란드는 세계에서 처음으로 뇌사를 사람의 죽음으로 하
는 것을 법률적으로 정했다. 스웨덴, 덴마크는 아직 정식으로
법률적으로는 인정하지 않고 있으나 그런 방향으로 나아가고
있다.

스웨덴 보건사회성은 죽음의 판정위원회의 '죽음의 개념'에
대한 보고를 발표하고, 법률화를 향해 의회에서 심의중인 것
같다. 그 기본은 모든 개체사는 직접 또는 간접적으로 뇌와 관
계가 있다고 하는 입장에 서서, '전뇌사 즉 개체사'라는 개념에
바탕하여 죽음의 판정 기준을 내세우고 있다. 여기서 말하는
'개체의 죽음이 간접적으로 뇌와 관계가 있다'고 하는 것은 종
전의 심장사에서도 결국 뇌의 순환 정지에 의해 뇌사가 일으켜
진다고 하는 해석 바로 그것이다. 그러나 심장 정지가 곧 죽음
이라고 받아들이는 방법이 아니라 호흡-심장의 정지에 의해 혈
류가 20~30분 두절되면, 뇌는 회복 불능이 되기 때문에 종전
의 심장사도 뇌사를 간접적으로 증명하는 것이라는 입장을 취
하고 있다.

뇌사 판정 기준으로는 임상 신경학적 검사 이외에 뇌파 검사
와 뇌혈관 촬영이 보조적으로 채용되고 있는데 역시 약물 중
독, 저체온 등은 제외되어 있다.

현재 의회에서 심의중인 이 제안이 만일 채택된다면 뇌사로
판정된 경우 모든 치료는 중지하지 않으면 안 되며, 가족의 희
망으로 태아를 구하는 경우나 이식용 장기 적출의 경우 이외는
예외를 인정하지 않게 된다.

덴마크의 판정 기준은 명백하지 않으나 스웨덴과 큰 차이가

없는 것 같다. 대만은 의사공회(醫師公會) 전국연합회가 뇌사에 관한 성명을 발표했는데 영국의 기준에 준한 판정 기준으로 설정되어 있다.

이와 같이 뇌사의 판정 기준에 대해서는 각국이 모두 강한 관심을 가지고 초기의 사적 또는 개개 시설에 의한 판정 기준에서, 정부나 의사회가 책임을 지는 보다 공적인 형태의 판정 기준을 설정하게 되었다. 기본적으로는 뇌간사를 뇌사로 하는 영국 이외는 전뇌사를 뇌사로 하는 입장에 서는 것이 현재 세계의 추세라고 해도 될 것이다. 일부 나라에서는 한걸음 더 나아가서 뇌사를 개체의 죽음으로 공적으로 인정하자는 죽음의 개념의 변경까지도 단행하려고 있다.

또 하버드 기준 이후 오늘날까지 약 20년 동안 판정 기준의 내용은 확실히 개선되어 왔다. 예컨대 일본 후생성연구반의 기준에는 CT소견을 참고로 하는 것이 도입되었는데, 이것은 물론 최근의 의료 기술의 진보에 대응하는 것이다. 따라서 앞으로도 판정 기준 자체는 개선되어 갈 것이 틀림없다. 그러나 아무리 의학이 진보하더라도 뇌사를 소생시키는 것은 불가능하다.

8장
소생술에는 한계가 있는가?

진보하는 소생술

뇌사 상태는 근대 의학의 진보에 의해 태어났다고 해도 된다. 그 중에서도 소생술(蘇生術)의 출현이 가장 관계가 깊다. 예를 들어 바너드에 의한 최초의 심장 이식보다 10년쯤 전, 한 소년을 익사로부터 소생시킨 증상의 예가 보고되어 있다.

이 경우는 5세의 소년이 꽁꽁 얼어붙은 강에 빠진지 약 22분 후에 건져 내었다. 이미 동공이 산대되고, 피부는 창백하여 맥이 집히지 않았고, 구강과 인두는 구토물로 꽉 찼다. 자발 호흡도 없어 틀림없이 죽은 듯이 보였다. 그러나 병원에 수용하여 강력한 소생술에 의해 목숨을 건질 수 있었다. 이른바 도착 시 사망(DOA) 사례의 소생이다.

이 소년은 약 6주간에 걸쳐 의식 장해가 계속되고, 한때는 시력도 떨어져 있었으나 두 달 반 후에는 퇴원할 수 있었다. 그리고 6개월 후에는 정신지능 상태, 신경 증상, 뇌파 소견 등 모두가 정상으로 돌아왔다.

이 소년은 찬물 속에 잠겨 급격히 저체온 상태가 되었으며 그 결과로 신체 특히 뇌의 신진 대사가 저하하여 산소의 필요량이 극단으로 떨어져 있었던 것으로 생각된다. 따라서 구급 소생술에 의해 입과 기관에 찬 물과 이물을 제거하고, 인공호흡을 함으로써 다시 뇌에 산소를 공급하여 뇌세포가 완전히 사멸하기 일보 직전에 구제할 수 있었던 것이라 생각된다.

이처럼 근대 의학 특히 소생술의 진보에 의해 많은 사람이 구제되고 있는 것은 확실하다. 심근 경색의 발작으로 일단 심장이 완전히 멎어 뇌로 혈액이 흐르지 않아 뇌 무산소증에 빠진 경우에도 심장 마사지나 심장에 대한 전기쇼크 요법이 효과를 보아 심박동이 재개되어 목숨을 구하는 예가 드물지 않다.

최근에는 '착원사(着院死) 또는 도착시 사망(Death on Arrival, DOA)'이라는 말이 자주 사용된다. 응급실에 도착했을 때 이미 숨도 맥도 없는 상태로 자칫하면 그대로 사망 진단서를 써야할 만한 증상을 말한다. 이와 같은 증상에 대해서조차 심, 폐, 뇌 소생술에 의해 목숨을 구하는 데에 성공하는 경우가 있다.

분초를 다투는 소생술

이때의 처치는 1분, 1초를 다투게 되는데 중요한 것은 뇌세포가 기능을 상실하기 전에 즉 되살아날 가능성이 있는 동안에 소생술을 시행해야 한다. 이 경우 뇌의 각 부위에 따라 산소 결핍에 대한 저항력에는 다소의 차이가 있지만, 일반적으로 대뇌 피질은 저항이 약하고 뇌간부 쪽이 강하다. 어쨌든 간에 뇌의 세포는 5~10분 간 산소를 섭취하지 못하면 회복 불능에 빠지는데, 예외적으로는 60분간의 산소 결핍에 견뎌내는 세포도 있다고 한다. 따라서 구급 처치의 내용이나 시간적 요인에 의해 생사가 갈라지게도 되고, 또 미묘한 뇌세포의 생명력의 차이에 따라 뇌의 일부만이 구제되는 일도 있다. 만일 전뇌사에 이르지 않고 주로 뇌간부에 있는 식물중추(植物中樞)가 살아남은 경우에는 이른바 식물 상태로 된다.

바꿔 말하면, 방치해 두면 그대로 이른 시기에 죽어 버리게 될 증상에 대해 소생술을 실시하여, 글자 그대로 기사회생의 결과를 얻을 수도 있으나 경우에 따라서는 어중간한 효과밖에 얻지 못하여 식물인간이 탄생해 버리는 일도 있다. 또 소생술이 전혀 효과를 나타내지 못하여 유감스럽게도 목숨을 건지지 못하는 일도 드물지 않다. 이 경우, 소생술의 중심이 인공호흡과 같은 증상에서는 대부분은 뇌사 상태를 경과하게 된다. 즉 호흡 정지나 혼수를 나타내는 중증의 뇌자해 증상에 대해, 구급 소생술이 충분할수록 목숨을 살리는 데도 늘어나는 대신 식물 상태나 뇌사 상태의 수도 늘어나게 된다.

물론, 현장의 의료팀은 좋아서 뇌사의 예를 만들고 있는 것은 아니다. 만일 뇌사 증상 예의 발생을 바라지 않는다고 한다면 처음부터 소생술을 포기하는 수밖에 없을 것이다. 응급실로 옮겨진 도착사 증상의 예에 대해 언제라도 전력을 다해 소생술을 실시할 가치가 있다는 것을 나는 확신하고 있으며, 환자의 가족도 강력하게 바라고 있을 것이다.

소생술의 효과와 한계

뇌신경외과 병동에서는 때때로 환자의 급한 변화에 부닥치는 일이 있다. 예를 들어 갑자기 혼수에 빠져서 호흡이 정지해 버리거나, 좀 더 두드러지지 않는 증상으로 두 눈의 동공의 크기가 달라져서 한쪽 눈만 벌어지고(동공부동), 혈압이 상승하고, 맥이 느릿해지는 일이 있다. 이것들은 뇌 헤르니아 징후로 처치가 늦어지면 구제할 수가 없다. 그러나 숙련된 간호사에 의해 조기에 발견되어 의사에게 연락이 되면 각종 치료법에 의해 목숨을 살리는 것도 가능하다. 요는 충분한 지식과 면밀한 관찰력, 숙련된 손재주와 정비된 의료 기구가 승패의 열쇠를 쥐고 있다고 해도 지나친 말이 아닐 것이다.

이와 같이 소생술은 뇌사의 발생과는 매우 관계가 깊다. 그러나 일단 뇌사에 빠지고 나면 소생술은 무력하다. 인공호흡이

나 수분 보급 등의 소생술은 뇌사 상태가 되고서도 계속되고 있기는 하지만 이것들에 의해 회복되는 일은 전혀 기대할 수 없다. 만일 회복하는 따위의 일이 있다면 그것은 뇌사의 판정이 틀렸었다는 것이 된다.

절박 뇌사가 한계

만일 소생할 가능성을 찾는다면 그것은 '절박 뇌사(切迫腦死)'라고 불리는 상태까지이다. 절박 뇌사도 무거운 뇌장해이기는 하지만, 그래도 아직 뇌사의 판정 기준을 완전히 만족시키고 있지 않은 상태이다. 따라서 임상적으로는 명백히 뇌사 상태와 구별이 가능하며 반드시 소생술이 필요하다.

소생술은 〈그림 8-1〉의 뇌장해의 진행 과정에서 적어도 뇌사(Point of No Return, 불귀점)를 맞이하는 시점까지는 절대로 포기해서는 안 된다. 의식 장해(혼수)로부터 시작하여 호흡 정지, 뇌간 반사 소실 등이 잇따라 확인되고, 끝내 뇌파도 소실되고, 뇌혈류도 정지하여 뇌사 상태에 빠지기까지는 소생할 가능성을 고려해도 된다. 즉, 절박 뇌사 상태에 빠지기까지는 소생할 가능성을 고려해도 된다. 즉 절박 뇌사 상태에서의 뇌 소생법의 연구 성과가 기대된다. 그리고 통상 6시간에 걸치는 관찰 시간 내에서는 아직 소생할 가능성이 전혀 없다고는 말할 수 없다. 특히 이른 시기(한 시간 이내)라면 내 자신이 소생시킨 예를 경험하고 있다. 그러나 관찰 시간을 경과하여 일단 뇌사로 판정된 후는 소생 가능성이 전혀 없다. 이것은 장래 아무리 소생술이 진보하고, 의학이 진보한들 마찬가지이다. 아마 뇌조직의 자기융해도 이 6시간을 기다리지 않고 시작되고 있는 것으로 생각된다.

한때, 뇌사의 판정에서 뇌파의 가치가 과대하게 평가된 적이 있다. 확실히 뇌파의 소실(평탄화)은 대뇌 반구의 기능이 소실된 상태를 가리키며 뇌사의 판정에서도 중요한 소견의 하나이다. 그러나 내 경험으로 보면, 뇌파의 소실 시간이 한 시간 이내라면 아직 소생 가능성이 있고 만일 어떤 반사가 남아 있는 따위의 경우에는 한층 유망하다는 것을 알았다.

마찬가지 증상의 예 역시 바너드의 이식보다 약 10년 전부터 조금씩 보고되어 왔다. 마침 이 무렵부터 뇌파계가 보급되기 시작했는데 뇌사의 개념의 근원이 된 '피질사(皮質死, Cortical Death)'라는 용어가 사용된 증상을 소개한다.

24세의 남성이 대동맥 혹의 수술 중에 큰 출혈을 일으켰다. 그 결과 혈압이 떨어져 쇼크 상태에 빠졌다. 수술 중 연속적으로 기록하고 있던 뇌파가 19분 30초 동안 평탄하게 되어 버렸지만 수혈 등의 처치에 의해 위기를 벗어났고, 뇌파도 다시 나타나서 수술을 마쳤다.

이 증상은 수술 후 뇌 기능이 완전히 회복되었다고 보고되었는데 이미 이 시기에 뇌파의 일시적인 평탄화는 어디까지나 대뇌 피질의 죽음(假死)이고, 물론 개체사와는 명확히 다르다는 것을 말하고 있다.

뇌파와 더불어 뇌 순환이라는 면에서, 뇌 기능의 가역성의 한계점을 찾는 여러 가지 연구 보고가 있다. 이 경우, 뇌동맥 폐색(閉塞)에 의한 뇌 순환 정지와 뇌압 항진에 의한 뇌 순환 정지의 두 종류가 있는데, 어느 경우도 뇌혈류량이 뇌 100그램당 1분간에 20~30밀리리터 정도—정상시의 약 50%—가 되면 뇌

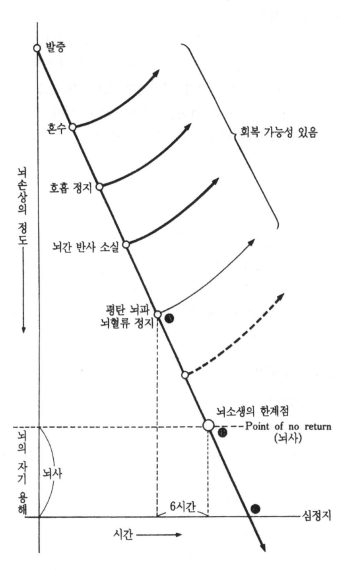

〈그림 8-1〉 뇌손상의 진행과 뇌소생 한계의 시간적 관계

기능 저하가 시작된다. 그리고 1분간에 100그램당 10~15밀리
리터—정상시의 약 30%—로 떨어지면 뇌기능이 정지한다.

　이것들은 모두 동물 실험의 결과이지만 임상 예에서도 대뇌
반구에서는 거의 같은 결과가 얻어지고 있다. 또 이들 혈류량
의 변화에 의한 뇌기능의 변화는 뇌의 부위에 따라 다소의 차
이가 있고, 대뇌보다 뇌간 쪽이 약간 저항이 큰 것으로 알려져
있다.

소생술의 내용

　마지막으로 좀 전문적이 되지만 일반적으로 행해지고 있는
심, 폐, 뇌 소생법의 내용을 소개하겠다. 또 그 주된 것을 〈그림
8-2〉에 보였다. 그다지 적절한 표현은 아니지만 이와 같은 광
경을 '전선병(電線病)'이라든가 '마카로니(Macaroni)'에 비유하는
사람도 있다(그림 8-3).

■ 환자의 관리

집중 치료실(ICU)에 수용

생명 징후(호흡, 맥박, 혈압, 체온, 요량 등)의 지속 기록

모니터(연속 측정): 심전도, 뇌파, 뇌간 유발 반응, 두개내압, 말초
　　　　　　　　　혈 수소 이온 농도(pH), 동맥혈 산소, 이산화
　　　　　　　　　탄소 농도, 중심 정맥압 등

보액(補液), 전해질 보급

도뇨(導尿, 유치 카테테르에 의함)

인공호흡기 장착

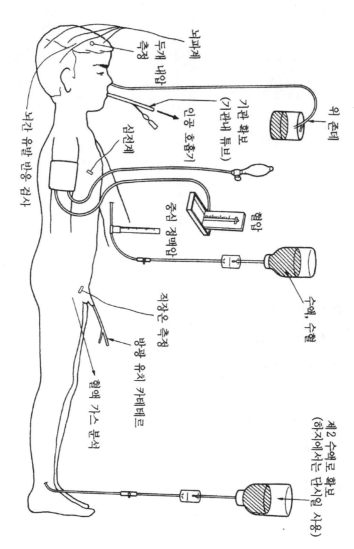

〈그림 8-2〉 심, 폐, 뇌 소생법

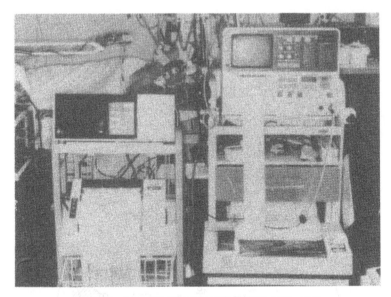

〈그림 8-3〉 소생술을 받고 있는 환자와 각종 기기

■ 약물 요법

심혈관 작동약(승압제, 강심제)

부신 피질 호르몬

뇌대사 부활제(賦活劑), 뇌순환 개선제

뇌압 하강제, 항 뇌부종제

항생 물질

■ 뇌외과적 처치

수액 유도술

감압 개두술

병소(病巢)에 대한 직달(直達) 수술

뇌사 상태에서 소생술의 적응

중증 뇌장해, 즉 절박 뇌사의 과정에서 소생술의 필요성은 말할 나위 없다. 그러나 일단 회복 불능의 뇌사 상태에 빠진 후에는 앞에서 말한 소생술의 적응은 문제가 된다. 즉 뇌사 상태는 이미 개체의 죽음이라고 하는 사고방식으로부터 소생술을 죽은 사람에게 하는 것이 되어 전혀 쓸모없는 행위라는 해석도 가능하다. 앞에서 소개한 스웨덴의 사고방식(7-5)이 그 실례이다. 그러나 스웨덴에서도 뇌사 상태로부터 이식용 장기를 적출하는 경우와 뇌사 상태인 임산부의 태아를 구할 목적이 있는 경우에는 소생술(생명 유지 수단)이 인정된다.

특히 후자의 경우, 뇌사 부인이 건강아를 출산하고 있는 사실이 때때로 내외에서 보도되어 일반인의 주목을 끌고 있다. 특히 '뇌사가 곧 개체사'로 생각하고 있는 일반인에게는 죽은 사람이 산 아이를 분만했다고 하는 사실에 대한 큰 의문을 가질 것이 틀림없다.

근본적으로 진통, 분만의 메커니즘에 대해서는 해결이 안 된 점도 있지만 적어도 뇌기능이 완전히 정지된 후에도 가능한 일이라고 생각된다. 즉 자궁 내의 태아는 모체의 순환 기능에 의해 계속 생존이 가능하며, 설사 모체가 뇌사 상태에 빠지더라도 소생술이 계속되고 있는 한 태아의 생명을 유지할 수가 있다.

모체가 뇌사 상태에 빠진 경우에 관해서 이미 미국의 전문지에는 다음과 같은 지침이 제창되어 있다. 즉, 임신 24주 이내라면 모자에게 모두 특별한 소생술을 하지 않는다. 즉 태아의 목숨을 살리기 어렵다는 말일 것이다. 만일 임신 24~27주라면 모체에 대해 소생술을 속행하고, 모체의 전신 상태를 양호하게 유지할 수 없게 되거나, 태아의 생명에 위험이 절박했을 경우에는 곧 제왕 절개에 의해 태아를 분만시킨다. 또 임신 28주 이후라면 되도록 이른 시기에 제왕 절개를 한다.

이와 같이 설사 뇌사 상태에 빠지더라도 소생술에 의해 모체의 심폐 기능이 유지되고 있으면 태아를 구하는 일도 불가능하지는 않다. 그러나 모체의 심정지가 일어난 뒤에는 설사 제왕 절개를 시도하더라도 태아를 구하기는 어렵다. 다만, 수년 전에 미국의 전문지에 보고된 다음과 같은 사례는 역시 소생술의 진가를 보여주는 것이다.

임신 37주에서 다량의 각혈을 한 후 심폐 기능이 정지된 27세의 첫 임신한 부인에 대해 강력한 소생술이 행해졌다. 처음에는 찌아노제, 무호흡에 빠져 맥도 집히지 않았는데, 이때는 태아의 심음(心音)도 들리지 않았다. 즉 모자가 모두 사망으로 간주되는 상태였다. 소생술을 계속하면서 병상에서 마취도 하지 않은 채로 제왕절개 수술이 실시되어 4분 이내에 여자 아이를 분만했다.

신생아에 대해서도 심폐 소생술을 실시하여 5분 후에는 완만한 심박동과 경도의 반응을 보게 되었다. 한편 모체 쪽은 태아를 분만한 직후부터 맥박을 잡을 수 있게 되었고, 그 후의 치료에 의해 소생했다. 그리고 다행하게도 20개월 후에는 모녀가 모두 건강하다고 했다.

이 귀중한 소생 성공의 이유는 대량 출혈에 의한 저혈압, 쇼크 상태가 분만의 완료로써 모체의 순환 기능에 회복이 일어나 가볍게 나은 것으로 생각된다. 그리고 이 논문에서는 설사 모체를 소생시킬 수 없다고 하더라도 태아를 구하기 위한 소생술을 포기하지 말고, 제왕 절개가 끝날 때까지 계속해야 한다는 것이 강조되어 있다.

어떤 경우에 소생술이 성공했는가?

다음에 실제의 소생술이 어떤 경우에 어떻게 행해지고 있는가를 이해하기 위해 우리의 소생 성공사례를 들어보기로 한다.

증상 예 Ⅰ   21세, 간호사. 병동에서 심야 근무를 하고 있다가 4월 9일, 오전 8시경에 심한 두통이 왔다. 진통제를 먹었으나 효험 없이 근무를 계속했다. 8시 30분경, 기분이 나빠지고 호흡이 곤란하여 쓰러졌다. 휴게실로 옮겨 눕혀 두고 상태를 보고 있었는데, 8시 45분 갑자기 호흡이 정지되고 맥박이 집히지 않으며 의식 불명이 되었다. 혈압도 측정할 수가 없었다. 곧 의사가 달려와 기관 내 삽관에 의해 인공호흡을 시작하고, 강심제와 승압제를 정맥에 놓았다. 그 결과 10시경 의식 상태가 약간 좋아지고, 통증에 대해 반응이 나타나게 되었고, 혈압도 측정이 가능(60㎜Hg)해졌다. 전신 상태의 안정을 기다려 CT검사를 한 결과 소뇌 출혈이 인정되었다. 그 때문에 뇌혈관 촬영을 하여, 출혈원인 소뇌의 동정맥 기형이라는 것이 판명되었다. 그 후 집중 치료실에 수용했다.

그러나 폐수종, 위출혈, 혈소판 감소, 고열 등의 합병증이 이따라 나타나 4월 12일에는 다시 혼수상태에 빠졌다. 그래서 뇌압 측정을 시작한즉 40㎜Hg 이상의 고압에 이르는 상태였다. 그러나 다행하게도 대증요법(對症療法)만으로 위기를 극복하여 4월 15일에는 의식이 회복하고, 뇌압도 내려가서 전신 상태도 안정되었다. 17일에는 기관 내 튜브를 뽑아내고 다음날 일반 병동으로 전출했다.

그 후 순조로운 과정을 거쳐 6월 6일에 퇴원, 7월 초부터 직장으로 복귀했다.

증상 예 Ⅱ　56세, 변호사. 4월 22일 오후 3시 반경, 사무실에서 집무중 기분이 나빠져서 구급차로 근처의 종합병원으로 실려갔다. 구급차 안에서 잠시 의식 불명이 되었으나 병원에 도착했을 때는 눈을 뜰 수 있었다. 곧 CT검사를 받아 뇌간 출혈로 진단되었다. 오후 5시 반경에 다시 혼수상태에 빠직 호흡부전이 나타났기 때문에 기관 내 삽관에 의해 인공호흡기에 의한 조절 호흡을 시작했다. 주치의로부터 뇌사 상태 일보 직전이라는 설명이 있었으나 가족의 희망으로 우리 병원으로 전입했다. 그 동안 침대 차 안에서도 점점 정맥 주사와 조절 호흡을 속행하여 약 한 시간이 소요되었다.

병원에 왔을 때는 혈압 130~0㎜Hg, 맥박 90/분, 의식은 혼수상태였다. 동공은 좌우가 모두 지름 1.5밀리미터이지만 동공의 대광 반사, 속눈썹 반사, 각막 반사는 소실되어 있었다. 다만 기침 반사는 남아 있었다.

다시 CT검사를 한 결과, 뇌간부의 출혈 때문에 뇌척수액의 통과 장해가 일어나고 뇌실 확대가 검진되었다. 그래서 이튿날 오전 2시에 구급 수술에 의해 뇌실 안의 수액을 배제했다. 그 때문에 약 30㎜Hg에 이르는 뇌압 항진이 가벼워져 시술 후 우선 전신 상태가 먼저 안정되었다. 자발 호흡 운동도 회복되고 의식 상태도 웬만큼 또렷해졌다.

그 후, 대중요법에 의해 순조로운 경과를 거치고 있었는데, 출혈소(出血巢)의 부위 관계로 연하운동(嚥下運動)의 회복이 나빠 5월 2일에 기관 절개, 5월 10일에 위루 설치술(胃瘻設置術, 복벽을 통하여 위와 外氣가 서로 통하는 통로 또는 구멍을 만드는 것)을 시술했다. 전자는 기도 분비물의 배설을 위해서이고, 후자는 영양 보급을 위한 것이다. 그러나 그 후 서서히 음식물을 삼키기 어려웠던 것도 회복되어, 경구(經口) 섭취가 가능해졌기 때문에 8월 27일에 위루를 폐쇄할 수 있었다. 그리고 9월 3일에 퇴원했다.

9장
뇌사와 개체사를 생각해 보자

아이티에서의 사건

앞에서도 말했듯이 뇌사 상태는 '살아 있는 신체에 죽은 뇌', 또는 '맥이 집히는 시체'라고도 표현되고 있다. 전자는 뇌사 상태를 아직 '삶'이라고 보는 사고방식이고, 후자는 이미 '죽음'이라고 보는 사고방식이다. 이와 같이 뇌사 상태를 가지고 삶과 죽음의 어느 쪽에 비중을 두고 생각하느냐는 것은 개개인의 철학에 따르는 것이라 할 수 있을 것이다.

'죽음'에 대해서도 반드시 통일된 개념이 있는 것은 아니다. 의학적인 관점에서도 그다지 명확한 죽음의 정의는 없으며, 오히려 죽음이라는 현상은 실재하지 않으며 실재하는 것은 생명 현상이고 생명이 없어진다는 것을 죽음으로 표현하고 있는 데에 지나지 않는다는 것은 앞에서도 말했다. 다만 자연과학적인 관점에서 보아 생명 현상에는 반드시 그 최후가 있고, 우리 인류도 역사가 생긴 이후 오늘날까지 죽음은 불가피하며, 불로장수를 바라면서도 그 사실을 되풀이하여 숙명으로 감수해 왔던 것이다.

여기에서 최근의 미국의 사회 잡지에 실린 기사의 일부를 소개하기로 한다.

「그녀는 진찰대 위에 아이를 눕히고 옷을 벗기면서 아이가 며칠 동안 설사를 했다는 것을 통역관에게 설명했다. 그녀의 아이는 아직 두 살이 채 안되었고, 얼핏 보기에도 벌써 죽은 듯 했다.

가슴에 청진기를 대 보았으나 박동이 없었다. 나는 통역관에게 아이가 이미 죽었다는 것을 전달하도록 부탁했다. 부인은 자식의 죽음을 믿으려 하지 않고 "하지만, 아직 몸이 따뜻하지 않아요?" 하고 크리올(Creole) 말로 자꾸만 되풀이했다. 우리는 그녀에게 "아기를 껴안고 있었기 때문에 당신의 체온이 아기 몸을 따스하게 만들고 있었던 거예요"하고 설명했으나 그녀는 좀처럼 믿으려 하지 않았다. 간호사가 어머니로부터 아기를 가만히 떼어놓으려 했으나 어머니는 더욱 아기를 껴안으면서 미치다시피 "제 아이를 살려 주세요" 하고 우리에게 애원했다. 마지막에 친구인 소아과 의사가 와서 아기 가슴에 청진기를 대보고 죽은 것을 확인했다.

그는 조심스럽게 아기 얼굴에 씌워진 담요를 벗겼다. 그리고 나는 어머니 상태가 고통과 슬픔으로 바뀌는 것을 보았다. 나는 그 자리를 벗어나 울었다」

죽음의 용인을 거절하는 가족

이와 같이 종전의 죽음에 세 가지 징후를 나타내는 유아의 경우에서조차 어머니는 그래도 회복시키기를 바라며 의사에게 매달린다. 확실히 '몸은 식는다'는 것이 죽음의 표현이라고 한다면 이 유아는 그것에 해당하지 않는다. 그리고 사랑하는 자식의 회복을 바라는 어머니에게 죽음을 인정할 마음이 안 드는 것은 당연한 일일 것이다.

물론 뇌사 상태에서 맥도 잡히고, 체온도 있으며, 때로는 척수 반사에 의해 손발이 움직이는 일도 있다. 따라서 적어도 육친에게는 당장 개체사와 결부시켜 생각하기란 어려운 일이 아닐까? 특히 뇌출혈이나 두부 외상처럼 예측하지 않고 갑자기 닥쳐온 운명에 대해서는 적어도 급성기 동안은 역시 소생과 목숨을 구하는 것에 대한 기대가 우선한다. 설사 아주 중증인 상태를 인정하더라도 내려진 뇌사 판정이 틀렸으면 하고 바라는 마음이 남는 것은 육친이기 때문에 더욱 당연할 것이다.

물론 뇌사 상태를 정확하게 이해하고 그것을 객관적으로 생각할 경우, 개체사와 마찬가지로 다루어도 된다고 생각하는 사람도 적지 않다. 최근의 조사에서도 의사들의 대부분은 의학적으로 보아 뇌사 상태는 개체사라고 생각하고 있다. 그러나 내가 존경하는 친구인 어느 뇌외과 교수는 설사 부인이 뇌사 상태에 빠지더라도 심장을 적출할 마음은 결코 없다고 솔직히 말하고 있다. 설사 부인이 자신의 의지로써 뇌사 상태가 되었을 때 장기를 제공할 의사를 미리 표시하고 있었더라도 말이다.

의사에게 맡겨져 왔던 죽음의 판정

개체 죽음의 판정은 지금까지 의사에게만 맡겨져 왔다. 그리고 의사가 발행하는 사망 진단서에 의해 비로소 호적상의 절차나 매장 허가 등이 이루어진다. 이 경우, 일반적으로는 호흡 정지 또는 심박 정지 시각이 사망 시기가 된다. 다만, 실제에는 일단 정지한 심장의 박동이 죽음 직전의 죽음과 싸우는 시기의 의료 처치에 의해 일시적으로 재개되거나, 한참 동안 보이지 않았던 호흡 운동이 갑자기 재개되는 따위의 일도 때로 경험하기도 한다. 또 죽음의 선고 후에도 수 시간에서부터 길 경우에는 며칠간에 걸쳐 연명하거나, 소생될 가능성을 지닌 장기와 세포도 있다. 요컨대 종전의 개체사의 개념은 결코 전신의 모든 세포의 죽음을 의미하는 것은 아니다. 바꿔 말하면, 사망 시각으로서 진단서에 명기되어 법률적으로도 가치가 있는 시각은 그 개체의 생물학적인 사망 시각과 반드시 일치하는 것만은 아니다.

만일 개체의 죽음을 논할 경우, 서로 다른 시각에 죽음을 맞이하는 신체의 세포나 장기의 각각을 들게 된다면 혼란을 초래하게 된다. 따라서 인류 사회에서는 아마 앞으로도 당연히 개체 수준에서의 죽음으로써 죽음의 판정을 하지 않을 수 없지 않을까?

의학적 판단과 사회적 인지

그렇다면 개체 수준의 죽음이란 도대체 어떤 것일까? 어느 법의 학자는 개체의 죽음을 '뇌, 폐, 심 중 어느 것인가 하나의 영구적(불가역적인)인 기능 정지'라고 정의하고 있다. 이 가운데서 뇌만은 뇌사의 개념의 도입으로 새로이 첨가된 것이며, 심, 폐의 기능 정지는 종전부터 '숨을 거두었다'거나, '맥이 집히지 않는다'는 것에 의해 간단히 또는 객관적으로 판정되어 왔다.

다만, 종전부터 사용되어 온 죽음의 세 가지 징후 중 '동공 산대, 대광 반사 소실'은 뇌(뇌간)기능의 정지를 가리키는 것으로 심, 폐 기능과는 직접 관계가 없다. 즉 심, 폐 기능과는 직접 관계가 없다. 즉 심, 폐의 기능 정지에 의해 간접적으로 일으켜지는 뇌의 기능 정지를 판정하는 조건이 실은 종전의 개체사의 판정에도 필수적이었던 셈이다.

죽음의 개념은 종교, 철학, 법률 등의 관점으로 논급되고 있다. 그 중에서도 법률적으로는 이 뇌사 문제의 논의를 계기로 내외에서 여러 가지를 들고 있다. 도쿄도립대학의 바이(唄孝一) 교수에 의하면 개체의 죽음은 확실히 중요한 법적 개념이지만 이것에 관한 성문법상의 규정은 거의 없다고 한다. 요컨대 의학적인 개념이 그대로 법 해석상에도 전제로 되어 왔다. 따라서 이와 같은 관습적 사실로서 법률상 죽음의 개념은 결국 일반

사회에서도 통용되어 특별히 큰 문제가 되지 않았던 것이다.

또 바이 교수는 죽음의 법률적인 개념과 생물학적 사실과는 근본적으로 별개의 것이지만 현실에서는 일체의 것으로 양자를 결부하는 것이 사회적인 개념이며 그것을 무시할 수 없다고 주장하고 있다. 즉 죽음의 법적 개념은 사회적 개념을 매개로 하여 의학적 개념으로도 이어진다고 하는 것이다. 그리고 양자의 접점에서는 의사에 의한 죽음의 판정이 필요 불가결하고, 그 경우의 판단 작용, 인정 기능은 어디까지나 완전해야만 하는 것이다.

장래 죽음의 판정

의학적인 죽음의 개념은 만일 그것이 그 시대의 일반 사회에 받아들여지는 것이라면 법률적 관점을 포함하는 모든 관점의 기본이 되는 것임이 틀림없다. 그리고 의사에 의한 의학적인 죽음의 판정은 물론 개체의 신체적(생물학적) 현상에 기초하는 과학적 판단에만 의존하고 있는 것이다.

따라서 판정에는 당연히 의학적 지식과 경험이 필요하다. 다만 이 경우, 본래는 환자를 죽음으로부터 멀리 떼어놓으려는 임무를 지니는 의사가 동시에 죽음의 판정을 담당하는 책임을 지는 것은 모순이라고 하는 사고도 나온다.

어쨌든 간에, 의사가 지금까지 오랫동안 관습적으로 임상 현장에서 죽음을 판정했고, 또 일반 사회도 법조계도 이 문제에 대해 특별한 의의를 갖지 않고 지내왔다. 거기에 의학의 진보와 수반하여 심, 폐 기능의 정지뿐만 아니라, 뇌의 기능 정지도 포함시킨 새로운 죽음의 개념이 소개된 것이다.

이미 서양 여러 나라 가운데는 뇌사 상태를 개체의 죽음이라고 법률적으로 정하는 나라도 있다(7-4). 그러나 법률적인 취급과는 달리 개인 수준에서의 사고방식에는 여전히 차이가 있어, 이 점에서는 일본의 현상과 크게 다를 바가 없는 것 같다.

법의학상의 문제점

만일 뇌사 상태를 개체사로 하게 된다면 우선 의학계에서는 법의학에 큰 영향을 끼치게 된다. 이미 일본법의학회에서 '뇌의 기능 정지만으로써 개체사로 하는 것에는 반대다'라는 의견이 나왔다. 이것은 아마 법의학 영역의 중요 테마의 하나인 '생활 반응'에 관한 해석과 정면으로 충돌되는 따위의 뇌사의 개념에 대해, 임상적 감각이 부족한 법의학자가 당장에는 친숙해 질 수 없었기 때문이 아니었을까?

그러나 그 후부터 현재까지 법의학계의 사고방식에도 변화가 보여 1986년에 발표된 이 학회의 뇌사에 관한 위원회의 중간 보고에 의하면 이 생활 반응에 관해서는 앞으로의 연구 과제로 검토한다고 하여 적극적인 자세를 보이고 있다. 이 위원회는 또 '뇌사에서는 뇌에서의 병리학적 소견의 결여를 의미하는 것은 아니다'라는 견해를 취하고 있다. 그리고 뇌사 상태의 경과 시간 등에 해당하고, 뇌간부를 포함하여 육안적, 조직학적으로 두드러진 변화가 존재한다는 것을 지적하고 있다. 아마도 이와 같은 소견을 정확하게 파악할 수 있다면, 앞에서 말한 생활 반응의 해석에도 이바지될 수 있을 것이다.

그런데 만일, 뇌사 상태로써 개체사라고 생각하는 것이 인정된다면, 우선 문제가 되는 것은 법률상 또는 호적상의 사망 시각의 결정일 것이다. 사람의 사망 시각은 출생 시각과 더불어 민사, 형사 양면에서 법률상 매우 중요한 시각이다. 종전은 심정지 등 죽음의 세 가지 징후를 의사가 확인한 시각이 사망 시각으로 정해져 있었다. 즉 〈그림 8-1〉의 C점이다.

그러나 뇌사를 개체사라고 인정한 경우에는 뇌사의 판정 기준을 모조리 만족시킨 시점, 또는 불가역성의 확인을 위한 관찰 시간(6시간 이상)을 경과하여 뇌사 판정을 내린 시점 중 어느 것을 사망 시각으로 해야 하는가? 전자는 〈그림 8-1〉의 A점이고, 후자는 B점이다.

일본법의학회의 조사에서 A점에서의 판정을 지지하는 사람이 33%, B점이 40%였다. 나 자신은 B점을 주장하고 있다. 즉, B점은 뇌소생의 한계점이며 불귀점(Point of No Return)이기 때문이다. A점에서부터 B점까지는 그 시간 내에 전혀 소생할 가능성이 없다고 말할 수 없는 기간이다. 따라서 이 시간대를 사람의 법률적인 죽음으로 하는 것이 옳지 않을까?

처음부터 뇌사 판정 기준이 A점에서 동시에 모두 만족하는 따위의 일은 도무지 생각할 수 없다. 뇌파 기록에도 무호흡 테스트에도 시간이 걸린다. 따라서 A점은 필요한 모든 검사가 끝나고 판정 기준을 모두 만족하고 있다고 담당 의사가 판정한 시각이다.

이 시각은 심박동의 정지 시각과 비교하면 판정에 소요되는 시간이 길고 일정한 시각을 지적할 수 없다는 의견도 있다. 또 객관성의 부족도 심정지와는 비교가 안 된다. 그러나 그 심정지 시각에서도 촉진(觸診)에서 맥박이 잡히지 않게 된 시각, 심장의 청진에서 심음이 들리지 않게 된 시각, 그리고 심전도 검사에서 심박동이 완전히 정지한 시각 등이 일치하지 않는 일도 흔하다. 설사 그 시차가 분 단위라고 하더라도 법률상으로 큰 차이가 일어날 우려가 있다.

따라서 만일 뇌사에 의해 사망 시각을 설정한다면, 우선 뇌사 판정 기준을 완전히 만족시켰다고 의사가 판정한 시각(A점)으로부터 6시간, 또는 그 이상의 관찰 시간을 경과하고, 뇌사로 확인한 시각(B점)을 가지고 정식으로 사망 시각으로 할 수 있을 것이다.

다만, 이미 말했듯이 뇌사 상태를 경유하는 사망 사례는 전체 사망 사례의 1% 이하에 지나지 않는다. 따라서 대부분의 사망 시각은 여전히 심정지 시각에 의해 결정된다. 그러나 그 때문에 사람의 사망 시각의 설정에 두 가지 방법이 있다는 것은 바람직하지 못하다는 의견도 있다.

현실로 미국에서는 이 두 종류의 사망을 함께 적고 있지만 스웨덴에서는 모든 죽음은 뇌에 간접적 및 직접적으로 관계가 있다고 하는 견해를 내놓고 있다. 물론 전자가 순환과 호흡 정지(종전의 죽음의 개념)에 해당하는데, 심박, 호흡 정지에 의해 뇌도 당연히 회복 불능에 빠져, 말하자면 뇌사 상태(?)가 되므로 양자를 묶어서 일원적으로 다루고 있다.

10장
뇌사와 식물인간은 어떻게 다른가?

카렌 사건

미국의 뉴저지주 랜딩. 뉴욕으로부터 자동차로 두 시간 남짓한 작은 동네의 어느 집에서 1975년 4월 14일 밤, 젊은이들이 모여 파티를 열었다. 음악, 술, 담화, 댄스에다 약……. 머리카락이 기다란 21세의 젊은 여성 카렌 클라인은 그 파티에서 진에 정신 안정제(Tranquilizer)와 아스피린을 섞은 것을 마시고, 급성 약물 중독으로 쓰러져 의식을 잃었다.

1975년 4월이라고 하면, 수렁에 빠진 베트남 전쟁의 말기이다. 4월 30일에는 북 베트남과 민족해방전선이 사이공을 함락시켜 미국은 역사상 최초의 군사적 패배를 맛보았다. 베트남 전쟁은 미국 사회에 깊은 상처를 남겼는데, 카렌이 사는 이 시골도 그 물결에 휩쓸려 젊은이들 사이에는 마약, 마리화나가 유행하고 있었던 것이다. 카렌의 사고를 가리켜 '젊은이들이 울적한 마음을 약으로써 배출하려 한 모험적인 비극'이라고 보도한 신문도 있다.

어쨌든 의식을 잃은 카렌은 자기 집에서 멀지 않은 모리스프렌즈의 요양 시설로 운반되어, 인공호흡 장치를 매달고, 온갖 힘을 다한 치료를 받았다. 그러나 의식은 돌아오지 않았고 식사도 배설도 자신의 의지로 할 수 없는 그저 호흡만 하고 있는 상태가 몇 달이나 계속되었다. 아무리 불러도 반응 없이 인공호흡기에 매달려 누워있기만 할 뿐인 카렌은 금방 쇠약해 갔다. 출생 직후의 카렌을 양녀로 삼아 자애롭게 키워 온 부친 죠셉과 모친 쥬리아에게는 참아 견딜 수 없는 나날이었을 것이 틀림없다. 그들은 주치의에게 몇 번이나 몇 번이나 인공호흡기를 떼어내고, 카렌을 편안히 하늘나라로 보내 달라고 호소했다.

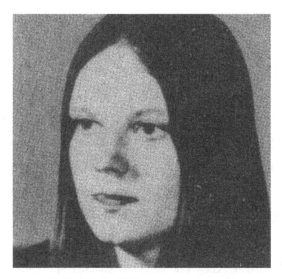

〈그림 10-1〉 카렌(일본, 아사히신문 제공)

그러나 의사는 카렌이 살아있는 한 최선의 노력을 계속할 의무가 있으므로 양친의 부탁을 들어주지 않았다.

마침내 양친은 카렌이 쓰러진 지 약 5개월 후인 9월, "의식이 없는 채로 인공호흡기에 매달려 있을 뿐인 상태는 연명이 아니라 단순히 죽음을 연장시키고 있는 데에 지나지 않는다. 딸은 괴로워하고 있다. 인공호흡기를 떼어내고 자연스럽게 죽게 해주고 싶다"고 뉴저지 주 고등법원에 '죽는 권리를 인정해 달라'고 제소했다.

이 재판은 '의사에게 인공호흡기를 멈추게 할 권리가 있느냐?', '엄숙하게 죽을 권리란?'이라는 새롭고도 심각한 문제를 제기하여 전 세계의 주목을 모았으나, 11월 주(州) 고등법원은 양친의 제소를 기각했다. 그 이유로서 고등법원은 "환자가 자신의 의지를 결정할 수 없을 때는 환자는 계속하여 살아있기를

선택한다고 보아야 하는 것이 사회 통념이다. ……생명의 존엄
이 존재하고 있다는 자체가 생명의 존재 양식보다 더 비중을
지니고 있다"고 말하고 있다.

그러나 이 재판에 승복하지 않고 양친은 주 최고법원에 상고
했다. 이듬해 3월, 주 최고법원은 고등법원에서의 판결을 뒤엎
고 양친의 요구를 인정했다. "인명 존중의 대원칙보다도 죽음
을 선택하는 개인의 권리가 우선되어야 한다. 앞으로 의료를
계속해도 회복할 가능성이 전혀 없다는 결론이 나왔을 경우에
는 인공호흡기를 멈추어도 된다"는 것이 주 최고법원의 판단이
었다.

미국의 신경학 전문지에 실린 논문으로부터 카렌의 발병 이
후의 경과를 의학적으로 검토해 보기로 하자.

「그녀가 병원에 수용되었을 때는 자극에 대한 반응이 없고, 자발
호흡도 보이지 않았으며, 동공의 대광 반사도 없었지만 제뇌 경직
자세를 취하고 있었다. 이 소견으로부터는 제뇌경직(除腦硬直) 자세
를 취하고 있었던 것으로 보아 뇌사 상태는 당연히 부정되지만, 즉
시 인공호흡기가 장착되었다. 그리고 이튿날에는 대광 반사가 회복
했고, 또 안구두 반사나 진정 반사 등의 뇌간 반사는 정상이었다.
이 시점에서 그녀의 뇌장해에 대한 진정한 원인은 규명되지 않았지
만 소변과 혈중으로부터는 저 농도의 진정제와 정신 안정제가 증명
되었다.

그 며칠 후에는 눈을 뜨고 하품을 하며, 몸을 움직이게 되었다.
그리고 통각을 주면 얼굴을 찡그리거나 소리를 낼 수 있었다. 뇌파
도 기록되었다. 이 무렵에는 자발 호흡이 회복한 듯이 보여, 인공호
흡기를 제거하는 노력도 해 보았지만 성공하지 못했다. 같은 상태가
약 3개월 계속된 무렵, 주치의(신경 전문의)는 이 상태로부터의 회복

가능성이 희박하다는 것을 부모에게 설명했다.

그 때문에 7월 말에 양친은 인공호흡 등 기타의 소생술을 중지하도록 주치의에게 요청했다.」

이상과 같은 의학적 기록으로 보면 그녀는 식물 상태이기는 했으나, 절대로 뇌사 상태에 빠져 있지는 않았다고 단언할 수 있다. 즉 발병 당시 역시 제뇌 경직을 볼 수 있었고, 이튿날 이후는 각종 뇌간 반사가 나타났고, 통각에 대한 반응도, 뇌파도 증명되었다. 그리고 만일 일본의 후생성연구반의 뇌사 판정 규정을 적용하려 한다면, 우선 원인 불명으로 대상외가 되며, 만일 원인이 약물 중독에 의한 것이라고 판명되면 제외시켜야 하는 증상의 예가 된다. 어쨌든 이 사건은 식물 상태에 대한 안락사(安樂死)의 적용을 양친이 요구한 것이며, 일부의 보도에 의해 뇌사의 예로 되었던 것은 잘못이다. 아마 자발 호흡의 회복이 늦어진 것이 뇌사 상태와 혼동하는 원인이 되었던 것으로 생각된다.

인공호흡기를 제거하고도 9년

카렌은 인공호흡기가 장착된 지 약 1년 남짓 지난 5월 22일에 인공호흡기가 제거되었다. 그런데 "뜻밖에도" 카렌은 그 후에도 자기 힘으로 호흡을 계속하여 연명했던 것이다. "뜻밖에도"라고 한 것은 의사를 비롯한 주위 사람들은 카렌이 인공호흡기를 제거하면 자력으로는 호흡을 할 수 없어 죽어 버릴 것이라고 생각하고 있었기 때문이다. 인공호흡기가 없어도 자기 힘으로 호흡을 할 수 있다면 지금까지 말해 온 뇌사의 정의에는 맞지 않으며 '식물인간'인 것이 명백하다. 물론 발병 후 1년 이상을 가령 인공호흡 아래서나마 살아있었다는 것으로 생각한다면 당연히 뇌사로 판단하는 것은 잘못이다. 그 증거로 호흡기를 제거하고서도 다시 자력으로 호흡하면서 계속 연명했다.

인공호흡기의 속박에서 풀려난 카렌의 심장과 폐는 불안하나마 자기 힘으로 활동을 계속했다. 태아처럼 두 손발로 가슴을 껴안은 자세로 침대에 누워, 코로부터 관을 통해서 위로 보내지는 영양이 생명의 불을 이어갔다. 낮에는 눈을 뜨고 밤에는 눈을 감는다. 때때로 몸을 꿈틀꿈틀 움직이는 일이 있기는 하나, 외부로부터의 자극에는 거의 반응이 없다. 어머니 쥬리아는 매일 병원을 다니며, 카렌의 머리를 빗어 주고 말을 걸지만 아무 반응이 없었다. 몸의 저항력도 완전히 쇠퇴하여 감기와 폐렴에도 자주 걸렸다. 한창일 때는 54kg이었던 체중이 30kg으로 줄고, 피부는 시들어 뼈가 앙상하게 드러났다. 머리카락에도 새치가 섞이기 시작했다. 전형적인 식물 상태였다.

카렌은 이런 상태로 계속 연명하다가 1985년 6월 11일 마침내 사망했다. 그 해 3월 말 31세의 탄생일을 맞이할 무렵부터 호흡기계통의 감염증에 시달리게 되었는데, 최종적인 사인은 폐렴에 의한 호흡 곤란이었다. 카렌이 쓰러진 지 10년 2개월, 인공호흡기를 제거하고 나서 실로 9년에 걸친 식물 상태의 말로였다.

이 긴 세월동안 카렌이 아무 꿈도 꾸지 않았고, 또 주위의 일을 전혀 인식하지 못하고 있었는지, 어떤지에 대해서는 아무도 알 길이 없다. "격려의 편지를 읽어주면 틀림없이 듣고 있는 듯하지만 이해하고 있는 것 같지는 않았다. 딸이 왜 생명을 이어가고 있는지는 하나님만이 알고 계십니다."라고 말한 양친은 카렌의 죽음에 즈음하여 "딸을 잃은 것은 괴롭지만, 많은 같은 입장에 놓인 사람들의 본보기가 되었다고 생각하면 위안은 된다."고 말하고 있다.

양친은 이 동안 온 미국의 전문가와 시설을 찾아 다녔지만 그 심정은 복잡했을 것이 틀림없다. 적극적인 치료다운 치료도 받지 못하고, 욕창을 방지하기 위해 하루에 몇 번씩 간호사가 누운 자리를 바꿔주기만 할 뿐인, 회복할 가망이 없는 9년간이었으니까……

그리고 카렌이 26세의 탄생일을 맞이했던 3월, 그녀와 같은 불치의 환자를 돌보아 주는 호스피스(Hospice)를 설립하여 '카렌 클라인의 희망의 집'이라고 명명했다. 자원 봉사자가 중심이 되어 환자를 돌보고, 가족의 상담 상대가 되는 센터로 모친인 쥬리아도 자원 봉사자의 일원으로 일하고 있다.

미국 잡지 『타임즈』에도 혼수(식물 상태) 환자에 대한 영양 보급을 단절하는 문제의 가부가 다루어져 있는 것을 보면, 여전히 이 문제는 논란의 대상으로 되어 있는 것 같다.

식물 상태란?

카렌은 처음에는 '뇌사 상태'로 보도되고 있었으나 인공호흡기를 제거한 뒤 자발 호흡을 계속하고 있는 데서부터 '식물 상태'인 것으로 이해하게 되었다. 카렌 사건이 있기 7년 전, 이미 하버드대학 뇌사특별위원회가 뇌사를 '뇌가 영구적으로 기능을 상실한 상태'라고 정의하고 그 판정 기준을 세워놓고 있었다. 따라서 처음부터 의사단은 카렌을 뇌사 상태로 보지 않았다. 전문가들 사이에서 이 양자를 오진한다는 것은 도무지 생각할 수 없는 일이지만 어쨌든 카렌 사건은 뜻하지 않게도 뇌사와 식물 상태의 차이를 제시한 것이라고 해도 된다. 그런데도 일반 사람들 사이에서는 아직도 뇌사와 식물인간을 혼동하고 있는 사람이 많은 듯하다.

그렇다면 정확하게 식물 상태란 어떤 상태를 가리키는 것일까? 식물 상태(Persistent Vegetative State)라는 말을 처음으로 사용한 것은 1972년 W. B. 제네트와 F. 플럼인데 그와 같은 상태는 1940년경부터 지적되고 있었다(E. 클레치머, 실외투 증후군: 失外套症候群). 한마디로 말하면 뇌에 어떤 무거운 장해를 받아 혼수, 즉 의식을 상실하여 외계로부터의 자극에 전혀 반응하지 않는 상태에 빠진 뒤, 호흡 활동이나 눈의 대광 반사 등 생명 징후만은 되돌아왔지만 외부와의 의사소통이 전혀 또는 거의 통하지 않는 상태가 계속되는 것을 가리킨다. 구체적인 증상으로는 다음과 같이 요약할 수 있다.

① 누워 있기만 할 뿐, 자신이 몸의 자세를 바꾸거나 이동할 수가 없다. 즉 침대에 누워 있을 뿐 몸을 뒤치지도 못한다.

② 신음하는 소리 따위는 낼 수 있어도 뜻이 있는 말은 하지 못한다.

③ 간단한 지시, 명령에 응하는 일이 있기도 하지만 그 이상 복잡한 의사소통은 하지 못한다. 예를 들어 큰소리로 외치거나 주사 등으로 자극을 주면 눈을 뜨거나 손을 잡거나 하지만, 사람을 식별하거나 고통의 표정을 나타내는 일이 없다.

④ 움직이는 물체를 쫓아가는 눈의 움직임은 있지만 그것이 무엇인지는 인식하지 못한다.

⑤ 자기 힘으로는 음식물을 섭취하지 못한다. 또 공복이나 만복

감을 호소하는 일도 없다. 따라서 생명 유지에는 인공적인 영양 보급이 불가결하게 된다.

⑥ 대소변을 참지 못한다.

위의 6가지 항목에 일치하고 최선의 치료를 해도 효과가 없으며, 이런 상태가 3개월 이상에 걸쳐 계속된 경우를 보통 식물 상태라고 하며, 그와 같은 상태에 있는 사람을 '식물인간(Vegetative Being)'이라고 부르는 일이 많다.

물론 이와 같은 정의를 100% 만족할 경우에만 식물 상태라는 말이 사용되고 있는 것은 아니다. 때로는 음식물만은 자력으로 먹거나, 가족을 보고 눈물을 흘리거나 하는 등 다양함으로 그다지 엄밀하게 생각할 필요는 없다고 생각한다.

'식물적'이라고 하는 것은 생물로서의 인간의 활동 가운데서 사고, 지각, 운동 등을 '동물적 기능'이라 하고, 호흡, 소화, 혈액 순환 등 보다 기본적인 활동은 식물에도 갖추어져 있다고 하여 '식물적 기능'이라고 표현한 데서부터 왔다. 틀림없는 인간에게 '식물'이라는 말을 덧씌우는 것은 바람직한 표현이라고는 할 수 없으나, 현재로는 적당한 말이 없으므로 이 책에서도 식물 상태라는 표현을 사용했다. 다만 천연성혼수(遷延性昏睡) 등의 용어도 사용하고 있다.

각성과 수면의 리듬은 있다

식물 상태의 사람은 폐, 심장을 비롯하여 생명 유지에 필요한 기본적인 활동은 유지되고 있으므로 카렌의 예에서도 알 수 있듯이 인공호흡기의 도움이 없더라도 생명 활동은 유지된다. 그 증상에는 상당한 폭이 있기는 하지만 깨어 있을 때와 자고

150

있을 때, 즉 각성(覺醒)과 수면의 리듬이 있는 일이 많다. 다만, 그 리듬은 일정하지 않으며, 끊임없이 자고 있는 것과 같은 경우(過眠, 과면)도 있다.

통증 자극을 주면 손발을 움직이고, 또 자신이 사지를 움직이는 일도 있다. 음식이나 수분을 자력으로 삼킬 수 없는 것이 보통이지만 때로는 음식을 씹거나 삼킬 수 있는 일도 있다. 다만, 이 경우도 살아가기에 충분한 양을 섭취하기는 어렵다.

설사 소리를 내는 일이 있어도 정리된 말은 하지 못하며 불러도 반응이 없다. 그러나 의식 장해라기보다는 오히려 각성에 가까운 상태로 안구의 운동으로써 어느 정도 의식 표시가 가능한 일도 있다.

한편, 호흡, 맥박, 혈압, 체온, 발한, 소화 등 식물 신경 기능이라고 불리는 기능은 거의 정상이다. 따라서 임상 증상으로서 호흡 정지, 혈압 저하, 저체온 등 식물 신경 기능의 중대한 장해가 있는 뇌사 상태와는 뚜렷이 구별할 수 있다.

뇌의 뢴트겐 검사, 뇌파 검사, 뇌의 순환 측정, 뇌의 물질 대사 측정 등 각종 보조적 검사에서는 식물 상태에 대한 특유한 소견은 없다. 그러나 의식 상태와 밀접한 관계가 있는 뇌파에서는 이상을 알아내는 일이 많다. 일반적으로 정상 뇌파와 뇌사 상태를 가리키는 평탄화의 중간인 중등도(中等度)의 이상이다 (그림 10-2).

그러나 같은 식물인간이라도 증상에 따라 또는 시간에 따라 뇌파 소견에는 상당한 차이가 있어 뇌파만으로 진단하기는 어렵다. 이 점도 뇌파의 소실, 평탄화를 절대적인 객관 조건으로 삼고 있는 뇌사와는 근본적으로 다르다.

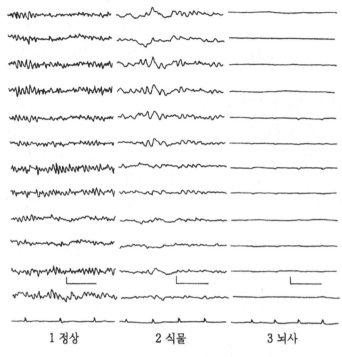

1 정상　　　　　2 식물　　　　　3 뇌사

〈그림 10-2〉 좌로부터 정상, 식물 상태, 뇌사 상태의 뇌파

　기본적인 생명 활동은 유지되고 있다고 하더라도 건강한 상태와 다르다는 것은 말할 나위 없다. 체온 조절, 발한 방법에 이상이 나타나기 쉽고, 피부가 발갛게 되거나 떨림이 오는 등 여러 가지 수반 증상이 나타난다. 가래 등이 기도에 차거나 마냥 누워 있기만 하기 때문에 생기는 욕창, 음식물을 잘못 먹거나 요실금(尿失禁, 소변을 참지 못하고 싸는 것)에 따르는 요로 감염(尿路感染, 방광염, 신우염 등), 인공영양에 의한 만성 설사 등 여러 가지 합병증이 일어나기 쉽고, 감염에 대한 전체적인 저항력의 저하는 피할 수가 없다. 또 이 합병증이 직접적인 죽음

의 원인이 되는 일이 많다.

카렌이 10년 동안에 여러 번 감염증에 시달리고 최종적으로는 폐렴으로 사망한 것도 이와 같은 사실을 말해 주고 있다.

뇌의 어디가 장해를 받았는가?

식물적 상태란 대충 말해서 '동물적 기능'과 '식물적 기능'의 양쪽으로부터 떠받쳐져 있는 인간의 생명 활동 중, 주로 '동물적 기능'이 상실된 상태이다. 모든 생명 활동은 뇌에 의해 지배되고 있으므로 식물적 상태는 뇌에 대한 어떤 장해가 원인이 되어 일어난다. 그 원인은 직접적으로는 뇌종양, 뇌외상, 뇌출혈, 뇌경색 등이며, 간접적으로는 질식, 일산화탄소 중독 등에 의한 뇌의 장해이다. 따라서 뇌사와 식물 상태의 원인은 매우 비슷하다고 할 수 있다. 근본적으로 다른 것은 뇌사가 '모든 뇌의 비가역적인 기능 상실'인데 대해, 식물적 상태에서는 장해를 받는 것이 뇌의 일부뿐이고 적어도 식물적 기능을 지배하는 중추는 건전하다는 점이다.

그렇다면 식물 상태에서 구체적으로 뇌의 어디가 장해를 받고 있을까? 앞에서도 말했듯이 인간의 뇌에서 가장 크고 맨 바깥쪽을 덮고 있는 대뇌는 이른바 동물적 기능을 컨트롤하고 있다. 즉, 대뇌 표면의 신피질(新皮質)은 환경에 적응하여 인간다운 지적 행동을 하는 기능을 지니며, 대뇌 피질의 일부인 연변피질(沿邊皮質)은 식욕, 성욕 등의 본능적인 활동을 지배하고 있다. 이것에 대해, 여기에서 문제로 되어 있는 최저한의 생명 활동을 유지하는 식물적 기능은 대뇌 밑으로 이어지는 뇌간부에 있는 것으로 생각되고 있다(책머리 그림 참조). 예컨대 심장의 박동을 비롯하여 전신의 순환계를 관장하는 혈관 운동 중추나 호흡 중추는 뇌간부에 있으며, 외계에 대한 자동적인 조절 기능이나 갖가지 반사 기능도 여기에서 지배되고 있다.

그렇다면 식물 상태에서는 이 식물 중추의 기능만이 남아있고, 다른 대뇌의 기능은 상실되어 있는 것으로 생각하고 싶어진다. 그러나 실제로 식물 상태가 되었다가 사망한 사람의 뇌를 조사해보면 그렇게 단순하지 않다. 그 장해 부위에는 상당한 차이가 있다. 그 중에서는 역시 대뇌 신피질(양쪽의 대뇌 반구)에 넓은 범위에 걸쳐 병변이 있는 경우가 제일 많다. 또 대뇌의 장해는 그다지 없고, 대뇌 밑의 간뇌 부근에 장해가 인정되는 일도 많다. 양쪽의 대뇌 반구에는 광범한 병변이 없고, 한쪽 대뇌 반구 더욱이 국한된 곳에 장해가 있는 경우에도 식물 상태(정확하게는 그 중의 실외투 증후군)가 인정된 예가 있다. 또 임상상으로는 식물 상태와 혼동되기 쉽지만 의식이 장해를 받고 있지 않는 '폐색증후군(閉塞症候群)'에서는 뇌간의 뇌교(腦橋)라고 불리는 부근에 병변이 있는 것으로 알려져 있다.

이와 같이 식물 상태의 직접적인 원인으로서 뇌의 어느 부위가 장해를 받고 있는지는 반드시 일정하지가 않다. 본래 복잡한 구조와 기능을 지니는 뇌를 사후에 해부하여 조사하는 데는 한계가 있다고 말할 수 있다. 게다가 첫 장해가 있은 후 2차성 병변이 첨가되기도 하여, 장해 장소의 세밀한 추구는 그다지 의미가 없을지 모른다. 식물 상태는 뇌 안에서의 신경 기능의 연락로가 여러 장소에서 차단되어 일어나는 것이라고 생각하는 편이 좋으리라고 생각하고 있다.

그러나 식물 상태에서는 보다 근본적인 식물 기능을 관장하는 뇌간 하부는 장해를 받고 있지 않는 것이 확실하다. 대뇌 반구, 뇌간은 물론, 척수상부(上部經髓)까지의 전체 영역이 회복 불가능한 장해를 받고 있는 뇌사의 경우와는 명확히 다르다.

회복할 가망은 없는가?

카렌의 양친이 인공호흡기의 제거를 요구하여 제소한 것은 회복할 가망도 효과적인 치료 방법도 없는데 그저 연명시키는 것은 도리어 생명의 존엄에 어긋난다는 이유였기 때문이었다. 일단 식물 상태로 빠지고 난 후에는 회복할 가망이 전혀 없는 것일까?

식물 상태는 뇌에 무거운 장해를 받아 죽음에 처한 급성기를 온갖 노력으로 극복한 후에 만성화하여 고정화된 상태이다. 바꿔 말하면 뇌에 장해를 받은 결과, 치료의 보람도 없이 사망한 사람과 그 장해의 정도에 따라 또는 적절한 치료로 순조롭게 회복한 사람을 제외하고서 일정한 장해를 지닌 채로 생명만을 건진 사람이다.

확실히 식물적 기능을 관장하는 뇌의 기능은 유지되고 있지만, 그 밖의 다른 뇌의 기능은 이미 장해를 받고 있다. 몇 번이나 말했듯이 뇌 조직은 일단 장해를 받아 뇌 세포가 죽어 버리면 다른 조직의 세포처럼은 재생하지 않는다. 확실히 뇌에는 대상 능력(代償能力, 가소성)이 있으며, 장해를 받은 부위의 기능을 나머지 뇌가 보충하는 능력이 없는 것은 아니다. 하지만 그것에도 한계가 있어 넓은 범위에 장해를 받는 경우는 그다지 기대할 수가 없다.

따라서 일단 식물 상태로 빠져 버리면 유감스럽게도 효과적인 치료 방법이 없다. 뇌신경 세포의 대상 활동 등 상실된 뇌의 기능을 보충할 힘이 있다고 한다면, 식물 상태로 되기까지 그 힘이 발휘되어 식물 상태로는 되지 않기 때문이다.

현재는 작은 가능성을 찾아, 뇌 순환의 개선을 기대할 수 있는 몇 가지 약제와 뇌의 대사를 촉진시키는 대사부활제(代謝賦活劑) 등이 사용되고 있다. 그러나 머리를 좋게 하는 약이 만들어지지 못한 것과 마찬가지로, 이들 약에 많은 것을 기대할 수는 없다. 그러나 이런 신경 기능의 개선을 목표로 하는 적극적인 치료 외에, 소극적이기는 하지만 일상의 관리 면에서의 대중적인 치료와 간호의 중요성은 크다.

자기 힘으로 식사도 하지 못하고 뒤치지도 못하는 식물 상태의 환자에게는 생후 얼마 안 되는 유아처럼 제삼자의 도움이 절대로 필요하다. 욕창이 생기지 않게 자세를 바꾸어 주거나, 인공영양을 파이프를 통해 공급해 주거나, 인공영양을 파이프를 통해 공급해 주거나, 배설 후의 뒤처리를 하여 몸을 깨끗이 해 주거나 한다. 이러한 일상적인 보조 작업을 게을리 하면, 금방 합병증을 일으켜 장기 생존을 바랄 수 없게 된다.

효과적인 치료 방법이 없고, 힘 드는 일상의 보조 작업이 계속된다는 것은 환자의 가족에게도, 치료를 담당하는 의료 관계자에도 무척 괴로운 일이다. 그러나 충분한 간호와 관리로 수년간에 걸쳐 안정된 상태를 유지하는 일도 많이 있다. 카렌의 10년간에 걸친 생존 기간이 바로 그런 예의 하나다. 그리고 극히 드물기는 하지만, 식물 상태로부터 회복하여 의식이 되돌아오거나, 때로는 일상생활에 그다지 지장이 없을 정도로까지 회복한 에가 전혀 없지는 않다. 다만, 이와 같은 증상의 개선은 식물 상태가 되고서부터 대개는 6개월 이내이고, 그 이상이 지나면 회복을 기대할 수 없는 것이 보통이다.

일단 식물 상태로 된 사람의 그 후의 경과에는 두 가지 길이 있다. 안정된 상태에서 오랫동안 누은 채로, 후에는 여러 가지 합병증에 의해 사망한다. 대다수가 이 경과를 밟는다. 하나는 비교적 초기에 회복하여 식물 상태로부터 벗어나는 경로이다. 그 가능성은 극히 낮지만 물론 제로는 아니다. 이 두 가지 경로가 있는 것이 최종적으로는 심장사에 이르는 외길밖에 없는 뇌사와의 큰 차이다.

뇌사보다 중대한 사회 문제

식물 상태의 원인이 되는 뇌의 장해 정도는 매우 중증인 경우가 많다. 이 급성기에 개두 수술 등의 강력한 치료를 하지 않으면 대개의 경우 죽고 말 것이다. 의학의 진보에 의해 또 충분한 구급 의학의 확립에 의해 이전 같으면 사망했을 사람의 생명이 가까스로 건져지고는 있지만, 완전한 회복에 이르지 못하고 식물 상태로 머무는 증상의 예가 최근에 늘어나고 있다. 의학과 의료의 진보가 식물인간을 낳게 되었다고도 말할 수 있다. 뇌사의 발생에도 같은 배경이 있다. 인공호흡기의 개발과 보급이 없었다면 뇌가 죽었는데도 심장을 움직이게 할 수는 없기 때문이다.

이 책에서 지금까지 말해 왔듯이 뇌사에는 장기 이식과 얽혀 그 판정 기준이나 윤리적인 죽음의 판단 등 사회적인 문제가 있다. 그러나 식물인간에게는 뇌사 이상의 심각한 문제가 있다는 것에 주의하기 바란다.

식물 상태가 되고서도 적절한 간호와 관리를 하면 안정된 상태를 계속 유지할 수는 있다. 그러나 의식이 없고, 스스로 뒤치지도 못하는 사람을 합병증이나 수반 증상으로부터 계속적으로 보호하는 데, 얼마만 한 인력과 설비가 필요한지는 누구나 상상할 수 있을 것이다. 의식이 뚜렷한 다른 어떤 환자보다 더 많은 물심양면의 부담이 필요하게 된다. 더욱이 그 기간이 얼마나 오래 계속될는지도 알 수가 없다.

이것을 환자의 가족만으로 부담하기에는 체력으로나, 정신적으로나 또 경제적으로도 불가능하다. 또 진료하는 쪽에서도 중점적으로 간호사를 배치해야 하고, 장기간에 걸쳐 귀중한 병상을 제공해야 하기 때문에 다른 환자에게 영향을 미치게 될 것은 피할 수 없는 일이다.

또 카렌 사건으로 표면화한 안락사의 문제에서 보다 엄격한 선택이 요구되고 있다. 뇌사의 경우는 이미 자발 호흡이 정지되어 있으므로, 인공호흡기를 떼는 것이 자연히 안락사로 이어진다. 일본의 후생성연구반의 전국에 걸친 조사에서는 뇌사 사례의 약 20%에서 인공호흡을 정지하고 있다는 것이 판명되었다.

이것에 대해 식물인간에서는 자발 호흡은 물론, 의식은 없으나 생명 활동은 아무 탈 없이 영위되고 있다. 만일 안락사를 바란다고 한다면, 무엇보다도 "적극적인"인 처치가 필요하게 된다. 과연 그런 결단을 할 수 있을까? 또 사회가 용인할까? 하기야 영양 보급을 중지하는 행위가 곧 "소극적"인 방법이라고 말하고 있기는 하지만.

지금까지 일본에서는 식물인간의 간호는 가족과 병원 등의 진료만 희생에 의해 유지되어 왔다. 전국에는 약 7,000명의 식물 상태의 사람들이 투병중이라고 한다. 이 환자들의 주위에서 얼마나 많은 사람들이 괴로운 싸움을 하고 있을까? 최근에 일부 자치체에서는 식물 상태의 사람들의 간호에 공적 비용을 내는 곳이 나오기 시작하고 있지만, 식물인간은 뇌사와 더불어 근대 의학의 진보에 수반하여 생긴 문제이며, 핵가족 시대라고 하는 현대 사회의 커다란 과제이기도 하다.

끝맺으면서

우리의 운명은 한치 앞을 모른다고 한다. 누구나 건강하고 행복한 생활을 바라지만, 갑자기 병마에 휩쓸 거리거나 재앙을 당하는 일이 많다. 그런 경우 옛날이라면 도저히 구제될 수 없었던 중증인 예가 근대 의학 덕택에 구제를 받게 되었다. 구급 소생법의 목적이 바로 여기에 있다. 최근에는 도착시 사망이라고 하는 말이 자주 사용되고 있듯이, 심장이 멎는 상태로부터 소생하는 예도 많이 있다.

그러나 한편에서는 아무리 노력해도 구제할 수 없는 증상의 예가 아직도 많이 있다. 또 생명만은 건졌지만 끝내 의식이 돌아오지 않고 장기간에 걸쳐 '식물 상태'가 계속되는 증상의 예도 발생한다. 그리고 그리 장기간은 아니지만 같은 이유로써 뇌사 증상의 예도 경험하고 있다. 따라서 우리는 싫건 좋건 간에 근대 의학의 양가성(兩價性, Die Ambivalentz)에 직면하게 되었다. 그렇다고 해서 도착 시 죽음의 증상의 예에 대해, 아무 손도 쓰지 않고 그저 사망 진단서를 쓸 뿐인 의사는 생각할 수도 없다. 적어도 어떤 구급 소생법을 실시해 볼 가치는 있다고 생각하는 것이 당연할 것이다. 설사 그것이 헛수고로 끝날지도 모르고 또 장기간 식물 상태가 계속되어 가족을 한층 더 괴롭히는 결과가 예측된다고 하더라도 말이다.

지금까지 설명해 왔듯이, 뇌사 상태는 전문의에게 임상적으로 결코 진단이 곤란한 병태는 아니다. 그러나 의사로서 병을 고치고 생명을 구하는 본래의 목적에 어긋나는 따위의 판단을 내려야만 하는 뇌사 판정은 가능한 한 피하고 싶다는 마음은 있을 것이다. 하물며 환자의 가족이 한 가닥의 희망을 걸고, 기사회생의 기적을 비는 마음을 갖는 것은 당연할 것이다.

내 경험으로는 발증에서부터 경과를 잘 관찰하고 있는 가족에게 뇌사의 판정 자체는 비교적 쉽게 이해되는 것 같다. 그러나 이 상태를 자기고 곧 개체사로 생각하느냐 어떠느냐에 대해서는 상당한 차이가 있다. 여기에 최근에 교통 사고사를 당한 한 소년의 어머니로부터 받은 편지의 일부를 소개하겠다.

「…… 그때 '장기를 제공하고 싶다'고 신청하고 나섰습니다. 이것도 기억하고 계실까요? 어째서 그때 그런 말씀을 드렸는지, 지금은 이상하게 생각하고 있습니다. 그때는 가족들 사이에서 충분히 혐의하여 냉정하게 결정했다는 심정이었습니다.

어차피 살 수 없는 것이라면, 적어도 육체의 일부가 누군가의 몸속에서 이 세상에 살아남을 수 있다. 그것으로 저 아이의 삶을 조금이라도 실감하고 싶다. 그리고 남을 위해서도 도움이 될 수 있다.

그때는 진실로 그렇게 생각했습니다. 뇌사 상태에서 장기를 들어내게 된다는 것도 모르고서 말입니다. 장기 이식에 적극적인 병원이었더라면 어떻게 되었을지 모릅니다. 설사 어딘가에서 장기가 살아있다고 치더라도, 저 아이가 이 세상에서 계속하여 살아가고 있는 것이라고는 도저히 실감할 수 없는 일이라고 지금은 생각합니다. 수용자가 다른 사람의 죽음 뒤에 자기 생명을 이어가고 있다. 이것도 참을 수가 없습니다. 다른 사람의 죽음을 그렇게 가볍게 생각해서는 곤란합니다.

세상은 자꾸만 이식 쪽으로 나아가는 듯합니다. 극한 상태에서의 환자의 가족이란 보통으로는 생각할 수 없는 언동을 하는 것입니다.

그때 가족이 하는 말은 '절대로 본심이 아니다'라는 것을 거듭 거듭 이해하시고, 앞으로도 '살리는 일'에 힘써 주시기 바랍니다.

　그때 말씀드린 것이 '제공자 측 가족은 깨끗이 OK를 해줄 것이다'라는 식으로 강요되지 않을까 하고 염려하는 나머지, 이 편지를 썼습니다……」

이 편지의 임자처럼, 병상에 달라붙어 있었기에 뇌사 상태에 대해서는 충분한 이해를 가진 사람이라도 장기를 적출해야 하게 되면 또 다른 문제를 안게 된다. '장기 제공은 사랑의 행위이다'하고 간단히 생각할 수 있는 것은 역시 제삼자이기 때문일지도 모른다.

최근에도 미국의사협회의 잡지(JAMA)나 독일의 의학주간지(DMW) 등 상당히 수준 높은 전문지의 질의 응답란에 초보적이라고도 할 수 있는 질문이 실리고 있다. 또 일본의 신문 투서란에서도 뇌사에 관한 기사가 흔하다. 특히 최근의 의료 불신, 의사 불신에 의한 것이나 뇌사에 대한 오해나 지식 부족에 기인하는 것이 눈에 띈다. 이 문제에 대한 관심의 깊이는 알 수 있지만, 역시 전체적으로는 난해한 문제가 아닐는지.

오늘날 '뇌사'라는 말은 일본의 일반 사회에서도 급속히 알려지고 있다. 또 전문 의학 논문 외에도 여러 가지 해설서를 읽을 수 있게 되었다. 신문, 텔레비전에도 자주 등장한다. 한편 뇌신경 외과나 구급 병원에서는 일상적으로 뇌사 사례에 접하고 있으며, 전문의들은 자신을 가지고 뇌사 판정을 내리고 또 가족도 그것을 신뢰하고 있다. 이런 상황은 마치 일반 사회의 논쟁이나 혼란과는 무관한 듯이 생각되기도 한다. 그렇다면 이런 어긋남은 과연 어떤 이유에 의한 것일까? 그것은 아마 뇌사

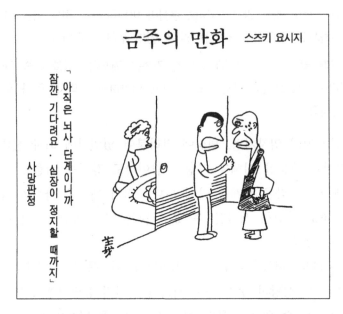

'금주의 만화'(1984, 스즈키 요시지. 주간 『문춘(文春)』에서)

상태를 가지고 개체사로 볼 것인가, 아닌가에 달려 있는 것이
아닐까?

대부분의 담당 의사들은 뇌사 상태에 빠지면 그 환자는 살지
못하고 조만간에 심장도 정지할 것이라고 하였다. 의학적으로
보면 뇌사 상태는 이미 개체의 죽음과 같다고 생각하고 있다.
물론 뇌사라고 정확하게 판정할 수 있는 후에는 설마 그 환자
가 소생하리라고 믿고 치료를 계속하는 의사는 없을 것이다.

그런데도 불구하고, 뇌사 상태에 빠지고 나서 인공호흡기의
스위치를 끊거나 이식용 장기를 적출하는 등의 행위에 아직도
저항감을 갖는 의사가 많이 있다. 그것은 그 의사의 사생관(死
生觀)에도 따르지만, 전력을 다해 구명에 노력해 온 담당 환자

에 대한 일종의 애정의 표시일지도 모른다. 물론 그것이 환자 본래의 의지나 가족의 의향에 상반되는 행위라면 더욱 그러하다.

최근에 와서 한층 떠들썩해진 일반 사회의 뇌사 논쟁 중에는 전문의사로서 보면 뇌사에 대한 오해에 바탕하는 것이 많이 있다. 예컨대 이 만화에서도 큰 잘못이 있다. 즉 뇌사 상태에는 인공호흡기가 필수적이다. 따라서 우선 일반 가정에서는 이런 증상의 예는 경험할 리가 없다.

일본의 삿포로 의과대학 오와다(大和田) 교수의 고소 사건, 미국의 카렌 양의 재판, 영국 BBC 방송의 파노라마 사건, 등 확실히 사회적 주목을 끈 사례도 잊혀지지 않았다. 파노라마 사건이란 1980년 10월 13일의 BBC 방송의 텔레비전 프로 '마노라마'에서 뇌사로 판정된 환자가 회복됐다는 그릇된 사례가 방영된 일이다. 프로에서는 '장기 제공자는 정말로 죽었던가?'라고 하여 시청자의 주목을 끌었는데, 의학적으로는 그 과오의 원인을 충분히 설명할 수 있는 일이다. 영국의사회는 이 사건에 대해 반성하지 않는 BBC 방송에 대해, 앞에서 말한 『뇌간사의 ABC』를 간행하여 의사와 일반의 교육을 기획했다.

최근 미국의 주간지 『타임즈』에 보도된 소생 사례도 자칫하면 다시 혼란의 근원이 될지 모른다.

「생전부터 분명히 안락사 의사를 밝힌 어느 부인(44세)이 뇌출혈로 혼수에 빠졌다. 남편은 41일 후에 메릴랜드주 판사에게 안락사 허가를 신청했다. 하지만 법원의 허가를 받지 못한 채, 6일 후에 그녀는 깨어나서 웃는 얼굴까지 보였다. 그녀는 다시 보행기로 걸을 수 있게 되고, 6주간 이내에 퇴원하게 되었다」

자세한 병력은 분명하지 않지만, 약 50일간 계속된 혼수에서

깨어나 퇴원이 가능한 정도로까지 회복한 중증 뇌출혈의 증상의 예로서, 그 바람직한 경과를 결코 특이한 것이라고 생각하지 않는다. 그녀가 물론 뇌사 상태에 빠졌다는 판단은 내려져 있지 않았다. 당연히 뇌사로부터의 소생 사례로는 생각할 수가 없다.

이처럼 사회의 주목을 끈 사례도, 시간의 경과와 더불어 오히려 '비온 뒤에 땅이 굳어진다'는 비유처럼, 그릇된 정보가 언제까지고 화근을 남겨두게 될 것처럼 생각되지 않는다.

미국을 예로 들면, 국립위생연구소(NIH)의 공동 연구에 의해 뇌사의 판정 기준이 만들어진 것은 1977년이다. 그리고 대통력위원회가 공개토의 끝에 보고서를 제출한 것은 그 4년 후이다. 현재 진행 중인 일본 의사회에 설치된 생명윤리간담회의 토의와 일본학술회의 등 다른 국가적 수준에서의 검토를 거쳐, 국민의 대다수가 이해하고 납득할 수 있는 죽음의 전정 기준이 완성될 날도 멀지 낳을 것이라고 생각한다. 때마침 최근의 보도에 따르면 두 기관이 모두 '뇌사 즉 개체사'로 견해를 통일했다고 한다.

마지막으로 내가 목표로 삼는 뇌사에 관한 과제는 다음의 세 가지임을 소개해 둔다.

1. 뇌사의 국제적 판정 기준의 확립
2. 뇌사의 객관적 판정법의 확립
3. 뇌소생법의 확립

Hic Medicina docet dignitatem vitae!
의학은 생명의 존엄을 가르치는 학문이다!

뇌사란 무엇인가

기본적인 이해를 돕기 위하여

초판 1쇄　1992년 07월 25일
개정 1쇄　2019년 04월 01일

지은이　다케우치 가즈오
옮긴이　손영수
펴낸이　손영일
펴낸곳　전파과학사
주소　서울시 서대문구 증가로 18, 204호
등록　1956. 7. 23. 등록 제10-89호
전화　(02)333-8877(8855)
FAX　(02)334-8092
홈페이지　www.s-wave.co.kr
E-mail　chonpa2@hanmail.net
공식블로그　http://blog.naver.com/siencia

ISBN 978-89-7044-871-8 (03510)
파본은 구입처에서 교환해 드립니다.
정가는 커버에 표시되어 있습니다.

도서목록
현대과학신서

A1 일반상대론의 물리적 기초
A2 아인슈타인 I
A3 아인슈타인 II
A4 미지의 세계로의 여행
A5 천재의 정신병리
A6 자석 이야기
A7 러더퍼드와 원자의 본질
A9 중력
A10 중국과학의 사상
A11 재미있는 물리실험
A12 물리학이란 무엇인가
A13 불교와 자연과학
A14 대륙은 움직인다
A15 대륙은 살아있다
A16 창조 공학
A17 분자생물학 입문 I
A18 물
A19 재미있는 물리학 I
A20 재미있는 물리학 II
A21 우리가 처음은 아니다
A22 바이러스의 세계
A23 탐구학습 과학실험
A24 과학사의 뒷얘기 1
A25 과학사의 뒷얘기 2
A26 과학사의 뒷얘기 3
A27 과학사의 뒷얘기 4
A28 공간의 역사
A29 물리학을 뒤흔든 30년
A30 별의 물리
A31 신소재 혁명
A32 현대과학의 기독교적 이해
A33 서양과학사
A34 생명의 뿌리
A35 물리학사
A36 자기개발법
A37 양자전자공학
A38 과학 재능의 교육
A39 마찰 이야기
A40 지질학, 지구사 그리고 인류
A41 레이저 이야기

A42 생명의 기원
A43 공기의 탐구
A44 바이오 센서
A45 동물의 사회행동
A46 아이작 뉴턴
A47 생물학사
A48 레이저와 홀러그러피
A49 처음 3분간
A50 종교와 과학
A51 물리철학
A52 화학과 범죄
A53 수학의 약점
A54 생명이란 무엇인가
A55 양자역학의 세계상
A56 일본인과 근대과학
A57 호르몬
A58 생활 속의 화학
A59 셈과 사람과 컴퓨터
A60 우리가 먹는 화학물질
A61 물리법칙의 특성
A62 진화
A63 아시모프의 천문학 입문
A64 잃어버린 장
A65 별·은하 우주

도서목록
BLUE BACKS

1. 광합성의 세계
2. 원자핵의 세계
3. 맥스웰의 도깨비
4. 원소란 무엇인가
5. 4차원의 세계
6. 우주란 무엇인가
7. 지구란 무엇인가
8. 새로운 생물학(품절)
9. 마이컴의 제작법(절판)
10. 과학사의 새로운 관점
11. 생명의 물리학(품절)
12. 인류가 나타난 날 I (품절)
13. 인류가 나타난 날 II (품절)
14. 잠이란 무엇인가
15. 양자역학의 세계
16. 생명합성에의 길(품절)
17. 상대론적 우주론
18. 신체의 소사전
19. 생명의 탄생(품절)
20. 인간 영양학(절판)
21. 식물의 병(절판)
22. 물성물리학의 세계
23. 물리학의 재발견〈상〉
24. 생명을 만드는 물질
25. 물이란 무엇인가(품절)
26. 촉매란 무엇인가(품절)
27. 기계의 재발견
28. 공간학에의 초대(품절)
29. 행성과 생명(품절)
30. 구급의학 입문(절판)
31. 물리학의 재발견〈하〉
32. 열 번째 행성
33. 수의 장난감상자
34. 전파기술에의 초대
35. 유전독물
36. 인터페론이란 무엇인가
37. 쿼크
38. 전파기술입문
39. 유전자에 관한 50가지 기초지식
40. 4차원 문답
41. 과학적 트레이닝(절판)
42. 소립자론의 세계
43. 쉬운 역학 교실(품절)
44. 전자기파란 무엇인가
45. 초광속입자 타키온
46. 파인 세라믹스
47. 아인슈타인의 생애
48. 식물의 섹스
49. 바이오 테크놀러지
50. 새로운 화학
51. 나는 전자이다
52. 분자생물학 입문
53. 유전자가 말하는 생명의 모습
54. 분체의 과학(품절)
55. 섹스 사이언스
56. 교실에서 못 배우는 식물이야기(품절)
57. 화학이 좋아지는 책
58. 유기화학이 좋아지는 책
59. 노화는 왜 일어나는가
60. 리더십의 과학(절판)
61. DNA학 입문
62. 아몰퍼스
63. 안테나의 과학
64. 방정식의 이해와 해법
65. 단백질이란 무엇인가
66. 자석의 ABC
67. 물리학의 ABC
68. 천체관측 가이드(품절)
69. 노벨상으로 말하는 20세기 물리학
70. 지능이란 무엇인가
71. 과학자와 기독교(품절)
72. 알기 쉬운 양자론
73. 전자기학의 ABC
74. 세포의 사회(품절)
75. 산수 100가지 난문기문
76. 반물질의 세계
77. 생체막이란 무엇인가(품절)
78. 빛으로 말하는 현대물리학
79. 소사전·미생물의 수첩(품절)
80. 새로운 유기화학(품절)
81. 중성자 물리의 세계
82. 초고진공이 여는 세계
83. 프랑스 혁명과 수학자들
84. 초전도란 무엇인가
85. 괴담의 과학(품절)
86. 전파는 위험하지 않은가
87. 과학자는 왜 선취권을 노리는가?
88. 플라스마의 세계
89. 머리가 좋아지는 영양학
90. 수학 질문 상자

91. 컴퓨터 그래픽의 세계
92. 퍼스컴 통계학 입문
93. OS/2로의 초대
94. 분리의 과학
95. 바다 야채
96. 잃어버린 세계·과학의 여행
97. 식물 바이오 테크놀러지
98. 새로운 양자생물학(품절)
99. 꿈의 신소재·기능성 고분자
100. 바이오 테크놀러지 용어사전
101. Quick C 첫걸음
102. 지식공학 입문
103. 퍼스컴으로 즐기는 수학
104. PC통신 입문
105. RNA 이야기
106. 인공지능의 ABC
107. 진화론이 변하고 있다
108. 지구의 수호신·성층권 오존
109. MS-Window란 무엇인가
110. 오답으로부터 배운다
111. PC C언어 입문
112. 시간의 불가사의
113. 뇌사란 무엇인가?
114. 세라믹 센서
115. PC LAN은 무엇인가?
116. 생물물리의 최전선
117. 사람은 방사선에 왜 약한가?
118. 신기한 화학 매직
119. 모터를 알기 쉽게 배운다
120. 상대론의 ABC
121. 수학기피증의 진찰실
122. 방사능을 생각한다
123. 조리요령의 과학
124. 앞을 내다보는 통계학
125. 원주율 π의 불가사의
126. 마취의 과학
127. 양자우주를 엿보다
128. 카오스와 프랙털
129. 뇌 100가지 새로운 지식
130. 만화수학 소사전
131. 화학사 상식을 다시보다
132. 17억 년 전의 원자로
133. 다리의 모든 것
134. 식물의 생명상
135. 수학 아직 이러한 것을 모른다
136. 우리 주변의 화학물질

137. 교실에서 가르쳐주지 않는 지구이야기
138. 죽음을 초월하는 마음의 과학
139. 화학 재치문답
140. 공룡은 어떤 생물이었나
141. 시세를 연구한다
142. 스트레스와 면역
143. 나는 효소이다
144. 이기적인 유전자란 무엇인가
145. 인재는 불량사원에서 찾아라
146. 기능성 식품의 경이
147. 바이오 식품의 경이
148. 몸 속의 원소 여행
149. 궁극의 가속기 SSC와 21세기 물리학
150. 지구환경의 참과 거짓
151. 중성미자 천문학
152. 제2의 지구란 있는가
153. 아이는 이처럼 지쳐 있다
154. 중국의학에서 본 병 아닌 병
155. 화학이 만든 놀라운 기능재료
156. 수학 퍼즐 랜드
157. PC로 도전하는 원주율
158. 대인 관계의 심리학
159. PC로 즐기는 물리 시뮬레이션
160. 대인관계의 심리학
161. 화학반응은 왜 일어나는가
162. 한방의 과학
163. 초능력과 기의 수수께끼에 도전한다
164. 과학·재미있는 질문 상자
165. 컴퓨터 바이러스
166. 산수 100가지 난문·기문 3
167. 속산 100의 테크닉
168. 에너지로 말하는 현대 물리학
169. 전철 안에서도 할 수 있는 정보처리
170. 슈퍼파워 효소의 경이
171. 화학 오답집
172. 태양전지를 익숙하게 다룬다
173. 무리수의 불가사의
174. 과일의 박물학
175. 응용초전도
176. 무한의 불가사의
177. 전기란 무엇인가
178. 0의 불가사의
179. 솔리톤이란 무엇인가?
180. 여자의 뇌·남자의 뇌
181. 심장병을 예방하자